TRAITEMENT

Homœopathique

&

Homo-Homœopathique artificiel

DE LA

TUBERCULOSE

PAR LE

DOCTEUR CONAN (MÉRIADEC)

PARIS
LIBRAIRIE J.-B. BAILLIÈRE ET FILS
19, RUE HAUTEFEUILLE
Près le Boulevard Saint-Germain.

TRAITEMENT

Homœopathique & Homo-Homœopathique

ARTIFICIEL DE LA TUBERCULOSE

PAR LE

DOCTEUR CONAN

TRAITEMENT

Homœopathique et Homo-Homœopathique (1)

DE LA

TUBERCULOSE

OU

Sero-Thérapie artificielle de la Tuberculose

Avant de faire connaître dans les détails le procédé technique et le traitement que j'emploie pour la cure de la tuberculose. je crois utile de retracer brièvement l'origine, la genèse de ce travail.

C'était en 1870, j'avais étudié superficiellement l'homœopathie et je n'avais aucune confiance en elle. Un ami, qui m'affirmait avoir été guéri par cette méthode dans des conditions inespérées, me prêta un jour le livre de son médecin, Brunner : *La médecine basée sur l'examen des urines*, dont l'auteur soutenait les propositions étranges

---

(1) « ὁμόν veut dire semblable, ὅμοιον *analogue*. La belladone expéri-
« mentée sur des sujets bien portants a déterminé une éruption rouge
« écarlate, analogue à la scarlatine (sans être évidemment la vraie scarla-
« tine) et la belladone administrée à l'intérieur prévient et guérit la scar-
« latine; c'est là de l'homœopathie, ὅμοιον *analogue*. Injecter contre la rage
« de la mœlle rabique atténuée par un procédé particulier (Pasteur) c'est
« faire de l'homopathie, ὁμὸν *semblable*,

« L'emploi du cerveau dans les affections mentales, du corps thyroïde
« dans le goître, de l'ovaire dans les troubles de la ménopause et, en général,
« de toute la médication dite opothérapique. relève encore de l'homopathie;
« ces deux termes d'analogue et de semblable représentent donc deux degrés,
« deux nuances diverses, importantes, de la loi de similitude : l'analogue
« le plus éloigné. le semblable le plus rapproché. Employer concuremment
« ou successivement ces deux modes de traitement, c'est faire de l'homo-
« homœopathie. »

que voici : « J'ai vu, disait-il, dans l'urine des malades, « où ils sont toujours entraînés par le mouvement de « décomposition organique, les éléments émanés des « organes malades, les uns viennent des poumons, du « foie, des voies digestives, urinaires et autres ; d'autres « du cerveau, de la mœlle épinière, des muscles, des os, « de la peau et, après avoir parcouru tous les points de « l'organisme, sont entraînés dans les urines où le médecin « pourra toujours les observer, les saisir et les détruire. « Ce résultat obtenu, j'ai dû chercher parmi les subs- « tances médicinales connues les moyens de neutraliser « ou d'anéantir ces éléments d'affections, car, la cause « détruite, la maladie devait cesser aussi. Les médica- « ments qui détruisent l'élément morbide contenu dans « les urines doivent avoir aussi le pouvoir de rendre la « santé aux malades d'une manière rapide et durable. »

Je ne défendrai pas ces propositions, et me contente de les exposer. Je laisse de côté la question scientifique, celle de savoir si l'urine renferme bien réellement les éléments émanés des organes malades, je le crois et l'ai vérifié, mais, à part quelques généralités, l'auteur ne disait rien des procédés qu'il employait pour détruire ces éléments de maladies, pour ramener, comme il le disait, l'urine à son état normal ; toutefois son accent de conviction, les guérisons que j'avais constatées, la pensée de substituer, à l'étude si longue, si minutieuse des symptômes homœopathiques, une méthode plus précise de diagnostic médicamenteux, peut-être encore le désir secret d'améliorer ma propre santé toujours chancelante, tout me porta à entreprendre des recherches dans cette voie. Je les ai exposées dans mon *Essai de Thérapeutique positive* page 78 d'où j'extrais le procédé que j'employais alors et que voici :

« Une petite quantité d'une urine pathologique est

« répartie dans quelques verres de montre et ceux-ci por-
« tés successivement sous l'objectif du microscope à un
« faible grossissement. L'œil reconnaît et fixe les éléments
« à faire disparaître : cellules, leucocytes, globules de pus,
« de sang, mucus, etc. Sachant d'avance la nature du mal,
« on s'adresse de préférence aux médicaments reconnus
« les plus aptes à le combattre. On ajoute avec précaution et
« à doses matérielles une très petite pincée (0,05) de deux
« minéraux et quelques gouttes d'un ou deux végétaux et
« l'on fait tomber sur ce mélange une goutte ou deux d'un
« acide, le plus souvent l'acide sulfurique. Lorsque
« l'effervescence a cessé, si vous retrouvez les mêmes pro-
« duits, ce qui est le cas le plus fréquent, l'essai est défec-
« tueux, il est à recommencer; mais si ces mêmes élé-
« ments, mucus, globules de sang, de pus, leucocytes, fibres
« élastiques, etc., ont été modifiés, amoindris, sans avoir
« toutefois complètement disparu, vous êtes sur la voie;
« quelques uns des médicaments primitivement employés
« devront être conservés, d'autres changés. Enfin il arrive
« un moment où un groupement médicamenteux particu-
« lier réussit. Il se produit dans ce cas un phénomène
« admirable d'affinité bio-chimique en vertu duquel les
« éléments pathologiques disparaissent comme doués d'in-
« telligence devant certaines collections médicamenteuses.

« Les médicaments qui auront produit *in vitro* ce
« résultat sont ceux qui, donnés à l'intérieur à doses infi-
« nitésimales et non massives, atteignent le mal et devien-
« nent des agents actifs de guérison. »

« Quel rôle l'acide sulfurique joue-t-il réellement? Ce
« n'est pas lui seul qui a détruit les éléments organiques
« puisque le résultat n'est pas atteint en versant préalable-
« ment l'acide dans l'urine sans aucun mélange médica-
« menteux à moins toutefois d'employer une dose beaucoup

« trop considérable. Il est clair que si l'on met autant ou « plus d'acide sulfurique que d'urine, la causticité de l'agent « employé détruira à peu près tout sur son passage.

« Dans nos essais au contraire, la quantité d'acide mise « en jeu est très minime et la preuve que ce dernier ne joue « que le rôle d'un intermédiaire analogue, si l'on veut, à « celui de l'étincelle électrique, ou de l'éponge de platine, « c'est la nécessité même de multiplier ces essais ; si l'acide « seul jouait un rôle, comme on l'emploie dans chaque « essai, toute recherche ultérieure deviendrait superflue et « inutile, le résultat devant être identique partout. »

Reproduisons maintenant l'observation suivante de phtisie, observation bien vieille et partant incomplète mais qui, en raison même des médicaments employés, se rattache étroitement à mon sujet.

« Obs. I. Phtisie (1). — « Mme C..., 60 ans, n'a presque « jamais été malade. Eminemment nerveuse et irritable, « marquée autrefois de taches de rousseur, le système mam- « maire très développé ; elle eut, vers l'âge de 25 ans, un « engorgement des seins, pour lequel l'iode à l'intérieur lui « fut administré. Au bout d'un mois de ce traitement, son « embonpoint disparut et depuis elle est restée maigre.

« A 40 ans, une sciatique de la jambe gauche, santé ex- « cellente, si ce n'est, de temps à autre, violentes attaques de « nerfs accompagnées de gaz. Les doigts des mains ont des « nodosités de nature goutteuse.

« En 1869, se plaint de moucher constamment. On peut « voir, en effet, dans la narine gauche, une petite ulcération, « à laquelle je n'attache pas d'importance, mais qui l'incom- « mode. Après les émotions du Siège et de la Commune, cet « état s'accentue, des furoncles se montrent à la nuque, du « côté gauche.

(1) Essai de Thérapeutique Positive. p. 92.

« Novembre 1870. Mme C., tousse depuis quelque « temps. C'est une toux quinteuse, sèche; l'auscultation ne « fait entendre dans la poitrine rien d'anormal.

« Décembre 70. La toux persiste, agaçante à entendre. « Les deux poumons respirent assez bien; au sommet gauche « cependant, le murmure vésiculaire présente une certaine « rudesse. Le matin, à la suite de cette toux, qui l'étrangle, « expectoration de crachats globuleux et de mucosités. Per- « sistance du coryza. Pouls, 80. — Julep kermétisé; potion « calmante.

« Janvier 1871. L'état de Mme C..., commence à m'in- « quiéter. La faiblesse est extrême. Or, la malade a toujours « montré une activité extraordinaire. Pouls, 100. Çà et là « dans le poumon gauche, râles muqueux, craquements au « sommet, expiration prolongée, respiration rude, sueurs, « coryza, léger gonflement du pied gauche. Après avoir « donné en vain les préparations antimoniales en usage, les « calmants ordinaires de la médecine, les vésicatoires, j'em- « ploie l'homœopathie et administre suivant les indications : « Bryone, qui soulage un peu, Arnica, Lycopod., Hepar, Dul- « camara, Pulsatilla. J'ai donné Arnica et Lycopod. à cause « des furoncles et sans résultat. Parmi les analogues d'Arnica « (V. Teste, Systématisation pratique), je ne vois guère que « Rhus, dont les symptômes se rapportent à peu près à ceux « que j'ai sous les yeux. Un matin, la fièvre est plus « forte (110°), et la toux est plus déchirante que d'ha- « bitude.

« Février 71. Je donne Rhus 6e, la seule dilution que « j'eusse à ma disposition. La toux s'exagère immédiatement. « La malade n'a plus un instant de repos. Peut être cepen- « dant n'ai-je devant moi qu'une aggravation homœopa- « thique. J'attends quelques heures et, avant d'abandonner

« ce médicament, le seul qui me paraît applicable, je pres-
« cris :

Rhus 200e............. 4 globules
Eeau distillée.. ...... 125 grammes.

« Dès la première cuillerée, la toux s'arrête instantané-
« ment. Ainsi, sur le même sujet, et à trois heures de dis-
« tance, le même médicament arrête à une dilution très
« faible ou très élevée, ce qu'à une dilution plus forte ou
« plus basse il avait aggravé.

« Rhus donné chaque jour à la 200e, apporte un soula-
« gement extraordinaire; mais au bout d'une semaine, la
« toux revient, moins forte cependant, j'alterne Rhus 100e
« et Bryone 30e. Amélioration marquée, qui cesse environ
« huit jours après.

« Mars 71, Mme C... est prise d'une hémoptysie inquié-
« tante. Le lendemain et les jours suivants, expectoration de
« petites masses charnues graisseuses, paraissant formées
« de fibres élastiques, adhérentes aux doigts.

« En présence de tous ces symptômes : fièvre, sueurs,
« hémoptysie, expectoration prolongée, respiration rude des
« sommets, craquements, mon diagnostic est phtisie. Quant
« à la variété, je crois avoir affaire à une pthisie galopante.
« Quoi qu'il en soit, Bryone et Rhus ont soulagé, mais sans
« guérir. D'autres médicaments sont probablement néces-
« saires, mais lesquels ? C'est alors que, prenant comme
« bases les deux médicaments dont j'avais constaté la réelle
« efficacité, je tentai sur les urines les essais qui m'avaient
« antérieurement, dans d'autres cas très graves, donné des
« résultats inespérés. Rhus et Bryone (à l'état de teinture
« mère) faisant toujours partie de chaque mélange, je passai
« successivement en revue tous les antiphtisiques les plus
« vantés (plomb., phosphor., pulsat., alumina, iod., arse-

« nic.). Quand enfin, après un grand nombre de tâtonne-
« ments :

Rhus,
Bryone,
Silicea (oxyde de silicium),
$+ So^3$,

« détruisirent les éléments anormaux que l'urine me pré-
« sentait. La silice, en effet, était bien, avec les deux autres, le
« véritable médicament homœopathique. Plus exercé avec la
« matière médicale, je l'aurais administrée plus tôt. Elle cor-
« respondait surtout à ce coryza chronique, à cette ulcération
« nasale qui, depuis si longtemps, ne pouvait se cicatriser,
« qui n'était d'ailleurs qu'une manifestation locale d'un état
« général plus grave.

« Faut-il ajouter que la guérison marcha dès lors avec
« une rapidité étonnante? Au bout de six semaines, la respi-
« ration était devenue normale. Plus de toux, de fièvre, de
« sueurs, de craquements, de soufle rude, de coryza. Mais
« un phénomène persistait encore et qui inquiétait la ma-
« lade, c'était un gonflement blanc du pied manifesté sur-
« tout sur le dos et au niveau des chevilles : Arsenic., Cal-
« carea, Pulsat, ne donnèrent aucun résultat. Enfin, une
« nouvelle analyse m'indiqua les 4 médicaments suivants :
« Rhus, Bryon., Silicea et Mercur.

« Merc. solub. fut administré et le surlendemain cet
« œdème du pied, si rebelle, diminua visiblement. En
« quelques jours tout rentra dans l'ordre.

« Enfin une dernière analyse indiqua : Bryon., Kali,
« Bi-iodure d'hydrargyre.

« La santé de Mme C... est aujourd'hui excellente. »

J'ajoutais : « la silice qui nous a donné dans ce cas de
« si brillants résultats, n'est guère préconisée dans la
« phtisie que par l'école Hahnemanienne. Le silicate de

« soude a été vanté contre le rhumatisme, mais là n'est
« point sa véritable sphère d'action. La silice est un des
« plus merveilleux antiphtisiques que je connaisse. Elle
« m'a paru spécifique avec les réserves que je formulais
« tout à l'heure dans cette variété si redoutable de la phtisie
« galopante.

« Elle a d'ailleurs sur le pouls une action déprimante
« remarquable analogue à celle du tartre stibié. C'est ainsi
« que sur une de nos clientes, chez laquelle l'artère radiale
« venait battre superficiellement dans l'espace formé par
« les extrémités supérieures des premier et deuxième
« métacarpiens, l'administration de la silice (6e) détermi-
« nait constamment une sorte de rétraction artérielle par-
« faitement visible à l'œil nu. »

Le temps que me demandaient ces recherches me les avait fait peu à peu délaisser lorsque la pensée de les appliquer à la tuberculose, à la destruction du bacille de Koch maintenant connu me força, pour ainsi dire, à les reprendre. Je m'attendais bien à certaines difficultés, mais quelle ne fut pas ma surprise quand toutes mes tentatives à ce sujet vinrent à échouer. Enfin, en combinant l'emploi de la chaleur et des médicaments j'arrivai à la technique suivante :

Triturez ensemble pendant quelques minutes d'une part 0,05 centigr. de poudre de fluorure de calcium ou spath fluor et de l'autre 0,05 centigr. d'hydrofluosilicate de potasse, écrasez-les le plus finement possible. J'ajoutais autrefois comme intermédiaire 0,05 centigr. de sucre de lait, mais ce n'est pas absolument nécessaire ; j'y ai renoncé parce qu'en chauffant à la lampe le sucre noircit. Les deux poudres réunies et triturées ensemble sont recueillies et mises dans une éprouvette contenant dans sa partie inférieure trois grammes d'eau distillée. Le liquide agité est chauffé quelques instants.

Prélevez alors sur pommes de terre et avec les précautions habituelles quelques grains de tuberculose, déposez-les dans le liquide précédent, ajoutez 2 gouttes de brun de Bismark pour colorer les petites masses tuberculeuses (1). Tel est le premier temps de l'opération.

Mettez ensuite dans l'éprouvette et successivement les liquides suivants :

Solution d'acide chromique.............	6 gouttes
— saturée de bi-carbonate de soude.	15 —
— — — de potasse.	15 —

Chauffez à la lampe.

Ajoutez : bi-acide......................	1 goutte
composé de : acide sulf.........	30 gouttes
— — nitrique.....	5 —

Chauffez (2).

On prend alors avec une pipette ou un compte-gouttes une faible dose du liquide de l'éprouvette pour la porter dans un verre de montre que l'on place sous l'objectif du microscope.

On peut voir généralement flotter çà et là quelques masses tuberculeuses déjà attaquées, mais non entièrement détruites. On ajoute alors alternativement quelques gouttes d'acide sulfurique et chromique jusqu'à leur disparition complète ; il faut quelquefois 10 à 15 gouttes de chaque acide.

Les agents chimiques qui, par leur réunion et avec l'aide de la chaleur, ont détruit le bacille de Koch sont donc :

Calc. fluorica ou spath fluor., Hydrofluosilicate de

---

(1) C'était là mon procédé primitif, maintenant même je n'ajoute plus aucune matière colorante.

(2) Ces ébullitions successives seront faites avec beaucoup de précautions, en écartant l'éprouvette de la lampe à alcool dès que le liquide échauffé menace de faire explosion et d'être projeté brusquement au dehors du tube.

potasse, Nat. bi-carbon., Kali bi-carbon., Chromis acid., Nitri ac., Sulfur. acid., l'acide sulfurique avec légère addition d'acide azotique, puis de nouveau les acides sulfurique et chromique (1).

Avant de rechercher l'action de ce liquide, reportons-nous à l'observation tuberculose citée au début de ce travail ; on pourra constater qu'il y a entre elle et le procédé recommandé pour le traitement anti-tuberculeux un rapport évident. Dans l'une, la silice a été un des facteurs principaux de la guérison ; dans l'autre, l'hydro-fluosilicate de potasse joue également un rôle prépondérant.

Quelle action ce liquide destructeur in vitro du bacille de Koch exerce-t-il sur les animaux ? Nous avons fait d'assez nombreuses expériences, nous ne les relaterons pas toutes et n'en donnerons qu'un résumé.

En nature et à dose matérielle ce liquide est assez acide pour attaquer l'aiguille d'acier de la seringue. Injecté sous la peau d'un lapin ou d'un cobaye, il produit quelquefois un abcès, plus souvent un escharre rouge avec chute des poils, puis une perte de substance, une ulcération ronde ovalaire en rapport avec la proportion d'acide du liquide et la quantité injectée. A ce propos, signalons une source d'erreur à éviter : quand l'injection a été faite au cobaye par exemple, il se produit, un gonflement du tissu, de l'induration, l'animal éprouve, sans doute, une certaine irritation et ronge lui-même la partie de la peau correspondant à l'injection, en sorte que l'ulcération qui en est la conséquence est le fait à la fois de l'animal lui-même et du liquide injecté. Etendu au 30e, le lapin le supporte mais non le cobaye pour lequel il faut l'affaiblir jusqu'au 300e.

(1) Je tiens immédiatement à prévenir nos confrères du danger de ces expériences. Pour ne pas interrompre ce récit je les prie de se reporter à la page 17 où ils pourront lire ce qui m'est arrivé à moi-même et prendre les précautions que nécessitent ces études.

Tout dépend d'ailleurs du degré d'acidité du liquide primitif employé.

Quelle sera son action à doses infinitésimales ?

Nous l'avons injecté à des cobayes pendant plusieurs mois aux doses les plus affaiblies, à la 30° centésimale homœopathique ou décillionième ou même plus atténuée encore; à la 24° cent. ou octillionième et successivement en se rapprochant des doses matérielles :

à la 18e centésimale ou sextillionième
à la 12e cent. — quatrillionième
— 6e cent. — billionième
— 3e cent. — millionième
— 2e cent. — dix millième
au $1/500^{e}$ ou 1 goutte pour 25 grammes d'eau
au $1/400^{e}$ ou 1 goutte pour 20 grammes d'eau

où nous avons vu une injection produire après quelques jours sur le dos d'un cobaye une érosion légère avec chute de poils, sorte de calvitie locale qui disparut sans laisser de traces.

En définitive, nous pûmes constater que plus on répétait les injections et moins on immunisait les animaux et que ceux-ci finissaient par mourir soit de scepticémie sans lésions apparentes, soit de tuberculose. Nous avons alors songé à neutraliser les acides d'abord par addition d'eau. Or, il nous fallut 4 litres d'eau pour neutraliser un gramme du liquide caustique destructeur. Successivement nous employâmes le blanc d'œuf à froid, puis chauffé, les phosphates et carbonates de chaux. Nous obtînmes alors un magma, une mixture tellement épaisse que le liquide primitif était complètement absorbé, toutefois, en ajoutant un peu d'eau distillée à ce mélange, on put recueillir un liquide qui, injecté à un cobaye, parut dans une certaine mesure doué de proprietés immunisantes. (Voir page 29.)

Auparavant et pour terminer cette question de neutralisation, notons qu'au point de vue chimique, mais au point de vue chimique seulement, le meilleur résultat pour obtenir la neutralisation du liquide acide destructeur nous a été fourni par l'ammoniaque à la dose de quelques gouttes. Mais il nous a paru, en même temps, que le liquide acide destructeur neutralisé par l'ammoniaque était, expérimentalement parlant, plus dangereux, plus toxique que les autres. Nous l'avons abandonné.

Réfléchissant à ces faits, et certain par l'expérience du passé, que les médicaments indiqués par les recherches micro-chimiques devraient être nécessairement des spécifiques, je diminuai peu à peu la teneur des acides et arrivai à ne les représenter que par une goutte de chaque composant destructeur.

Je pus alors constater ce fait extrêmement important pour les recherches ultérieures de ce genre à savoir : que ce liquide destructeur peut, en modifiant les doses des agents dangereux, être converti en un milieu cultural, et j'adoptai alors la formule suivante :

Calcar. fluorica...............	0 05 c.
Hydrofluosilicas kaii..........	0 05 c.
Nat. bi-carbonat..............	1 gramme
Kali bi-carbonat..............	1 —
Acide chromique.............	1 goutte
Acide nitro-sulfurique........	1 —

J'ai dit cultural parce qu'un grain de tuberculose déposé dans un tube à essai contenant le milieu précédent, peut en une quinzaine de jours, s'y développer à froid. Nous en avons ainsi obtenu un spécimen très remarquable, formant une espèce de tête de loup sphérique d'un diamètre de 0,01 cent. environ. Le plus communément, il ne se développe que de petits nimbus tuberculeux. Actuellement, en présence des faits contradictoires et en partie négatifs que donne l'emploi du bacille, de sa toxine et de tout sérum en dérivant, laissant donc de côté le point de vue *homopathique*, sur lequel nous aurons à revenir, nous ne retiendrons de ces recherches que les deux points suivants :

1° Le liquide composé destructeur du bacille peut être, en modifiant la teneur des acides, transformé en milieu cultural.

2° Les agents qui le constituent, étant des spécifiques homœopathiques aggravant la maladie, ne peuvent être transformés en médicaments curateurs qu'à la condition d'être employés à doses infinitésimales très atténuées que nous déterminerons tout à l'heure.

MÉDICATION HOMŒOPATHIQUE

Nous sommes donc en possession de deux liquides : l'un *homopathique*, renfermant le bacille de Koch, sa ou ses toxines, plus les minéraux qui ont détruit ce bacille; l'autre *homœopathique*, composé des minéraux primitivement destructeurs du bacille, mais qui doit être ramené, par la réduction des acides au minima, à une formule plus physiologique. Nous savons que le liquide homopathique, renfermant les bacilles tuberculeux détruits, les agents chimiques destructeurs et très vraisemblablement une ou des toxines tuberculeuses, aboutit généralement à une action nocive par septicémie ou tuberculose. Cette médication, même atténuée, nous apparaît comme dangereuse. Nous lui préférons, quant à présent du moins, la médication homœopathique, c'est à dire sans bacille, sans toxine, faite des minéraux primitivement destructeurs in vitro du bacille de Koch, mais employée à une dose physiologique non destructive. De par son origine, la médication est inoffensive et si nous savons la manier, si nous l'employons à temps que nous donnera-t-elle comme préventive ou curative de la tuberculose?

Cette médication fit tout d'abord sur nous mêmes ses preuves dans une circonstance trés intéressante que je vais rapporter, très intéressante au double point de vue : 1° du danger que les recherches sur la tuberculose peuvent faire courir à l'expérimentateur; 2° du traitement que nous pûmes instituer.

Je connaissais les médicaments destructeurs du bacille de Koch. Depuis bien des mois, je m'occupais de ces recherches vivant dans une atmosphère d'acides et de tuberculose. Un jour, penché sur le microscope, je versais sur le liquide tuberculeux les acides destructeurs; par un mouvement brusque d'aspiration, j'avalai, pour ainsi dire, la vapeur qui se dégageait du verre de montre contenant le liquide en observation. Je me rejetai en arrière mais trop tard et, pensant que ce mélange de vapeurs tuberculeuses et d'agents médicamenteux ne pouvait être que peu dangereux, je ne m'en inquiétai pas. Le lendemain, je toussais; chaque jour la toux s'accusait, l'irritation persistante, tenace, partant du gosier descendait comme d'un degré chaque jour le long de la trachée.

Bientôt la fièvre me prit, les sueurs nocturnes se montrèrent, une lassitude énorme m'envahit. Après 10 ou 12 jours je toussais fréquemment dans la journée d'une sorte de hem. La nuit, j'avais régulièrement la fièvre et me réveillais baigné de sueurs, le matin la toux et l'expectoration se produisaient avec plus de force et plus d'abondance; goût sucré insupportable par sa persistance. Au bout d'un mois, quand je sentis l'irritatation atteindre la partie inférieure de la trachée, je me réveillai comme d'un songe, comprenant enfin que j'étais réellement touché par la tuberculose moi qui, cependant d'une santé assez médiocre, n'avais jamais toussé. Mais, je suis pris, me dis-je? J'avoue ne pas avoir eu le courage d'examiner mes crachats. Mais les phénomènes cliniques étaient chez moi si nets qu'ils ne pouvaient me laisser aucun doute. Connaissant les spécifiques anti-tuberculeux, que j'avais d'ailleurs expérimentés avec succès sur des malades, à doses homœopathiques bien entendu, je commençai immédiatement la lutte sur moi-même, lutte qui me permit de préciser la nature, les quantités proportionnelles, les dilutions qu'il me fallait employer.

J'avais été contaminé dans le cours de septembre 1900;

le 9 octobre je commence la lutte et retrouve dans mes notes les indications suivantes :

Belladona.....	6e dil.	2 gouttes
Pulsatilla.....	—	3 —
M. solubilis...	—	1 —

2 fois par jour.

10 octobre :

Belladona.....	12e dil.	3 gouttes
M. solubilis...	—	1 —
Pulsatilla.....	—	3 —
Spongia......	—	3 —

Je sens déjà une amélioration mais persistance d'un goût sucré dans la bouche qui me poursuit depuis longtemps. Expectoration plus forte le matin.

11 octobre.

M. solubilis...	30e dil.	2 gouttes
Pulsatilla.....	—	3 —
Belladona.....	—	4 —
Antim. crud...	—	3 —
Spongia.......	—	6 —

Je ne ferai pas le récit détaillé, minutieux, au jour le jour, de cette lutte. Dès qu'elle fut entamée, un mieux se produisit. Je pris tantôt les médicaments isolés cités plus haut, tantôt la série I g. T., spécifique général et de la fièvre en particulier, tantôt contre l'irritation laryngée les différents groupes de la série 11 (larynx), contre l'inflammation du poumon les différents groupes de la série 12, enfin les minéraux spécifiques cités plus haut associés à différents végétaux et j'arrivai après nombre de tâtonnements à détacher, à mettre en saillie un certain nombre de végétaux pour aboutir à la formule suivante que je dénommai *antibacillaire artificiel* et qui cliniquement, convenablement maniée m'a donné les résultats les plus satisfaisants :

Minéraux :	Calcar-fluor............	0.05 c.
	Hydrofluosilicas kali....	0.05 c.
	Natrum bi-carb.........	1 gr.
	Kali bi-carbonat.........	1 gr.
	Acidum chromi.........	1 goutte
	Acidum nitro-sulfur.....	1 —
Végétaux :	Kreosotum T. M.........	6 gouttes
	Pusatilla................	5 —
	Secale.................	4 —
	Arnica.................	4 —
	Arum mac..............	3 —
	Bryonia................	3 —
	Drosera................	3 —
	Rhus rad...............	3 —
	Menyanthes............	2 —

Grâce à cette médication que j'employais généralement à la 200e et 500e dil., je pus retrouver la santé et reprendre mes occupations. Depuis j'ai apporté quelques additions et modifications à cette formule.

Remarquons que l'antibacill. artificiel employé sous la forme de T. M. telle que je viens de la transcrire serait dangereux. Pour être utilisable, il doit être employé suivant les données, les règles homœopathiques dont il me faut dire maintenant quelques mots.

Le principe même de la découverte d'Hahnemann, l'emploi pour guérir une maladie, non pas d'un calmant, d'un palliatif, mais d'un médicament ou d'une médication susceptible d'augmenter, d'aggraver passagèrement le mal, devait avoir pour conséquence directe l'atténuation des doses. Mais en atténuant celles-ci Hahnemann arriva vite à la limite des doses pondérables, c'est alors qu'il réalisa sa découverte admirable et généralement encore incomprise des petites doses. Il constata ce fait scientifique que tout savant peut vérifier, à savoir : que tout corps inerte, insoluble, minéral ou autre, peut être rendu soluble et dynamisé (1) au moyen du procédé opératoire suivant :

Prenez, par exemple, 0,05 centigrammes de phosphate de chaux, triturez le en 3 fois avec 4 gr. 95 c. de sucre de lait pendant 1 heure. Je passe sur les détails de l'opération. Les cinq centigrammes primitifs ont été répandus dans la masse des 4,95 centig. de sucre de lait. C'est la première trituration centésimale.

Prenez de celle-ci 0,05 centigr. pour les ajouter de nouveau à 4,95 cent. de sucre de lait; triturez 1 heure en 3 fois vous obtiendrez une seconde trituration centésimale et comme 100×100 donnent dix mille, cette seconde trituration du grain primitif de phosphate de chaux sera portée au 10,000 millième.

Prenez enfin 0,05 cent. de cette deuxième trituration centésimale, mêlez les encore à 4,95 grammes de sucre de lait, toujours en triturant une heure, vous aurez ainsi une troisième et dernière trituration, cette fois au millionième parce que 10,000 × 100 donnent 1 million.

Vous direz peut être qu'après une telle atténuation il n'y a plus de médicament. C'est une erreur absolue dont il est facile de se convainere par le microscope, les réactions chimiques, l'expérimentation clinique. Or, à ce degré de trituration, *toute* substance insoluble est susceptible d'être rendue soluble dans un premier mélange d'eau distillée

(1) δυναμίς force. médicament dont la force est augmentée, exaltée par son mode de préparation.

et d'alcool, (0,05 c. de la 3e trit. dans 50 gouttes d'eau et 50 gouttes d'alcool à 70°); l'eau est nécessaire pour dissoudre le sucre de lait et transmettre les propriétés du médicament.

Cette préparation de passage, à l'eau et alcool, porte le nom de 4e dilution et n'est pas employée; 1 goutte ou 0,05 c. de celle-ci ajoutée à 99 gouttes d'alcool et secouées 100 fois forment la 5e dil. encore délaissée; on prépare de même la 6e dil. alcoolique généralement adoptée (1). La dilution peut et même doit être poussée beaucoup plus loin; par exemple à la 12e, la 24e 30e cent., (celle que préférait Hahnemann) et, d'après nous, beaucoup plus loin encore.

La préparation des dilutions végétales est plus simple. Nous en reparlerons dans un instant. Eh bien, avec son principe : *Similia similibus curantur* comme base, principe en vertu duquel toute substance médicamenteuse ne peut, ne doit être employée qu'après avoir été d'abord expérimentée :

1° Sur l'homme sain.

2° Avoir déterminé sur lui un trouble, un certain nombre de phénomènes ou symptômes qui constituent l'action particulière de ce médicament, son langage.

3° Avec, en tant qu'application, le précepte de ne donner à un malade comme médicament que la substance dont la totalité des symptômes représente avec le plus de précision, de *ressemblance* possible l'image, le cliché photographique de la maladie ; avec ces trois données et le mode de préparation que je viens d'exposer, toute l'homœopathie est là.

Dirai-je que certains auteurs ont préconisé les prépa-

(1) Voir page (22), préparation des végétaux.

rations dites décimales? Vous trouverez tous ces détails et bien d'autres dans les diverses pharmacopées homœopathiques (1) ; vous pouvez encore vous contenter de l'excellent dictionnaire (allopathique) de Dorvault où l'article homœopathie est exposé avec exactitude et clarté (2).

Pour les dilutions tirées des végétaux la préparation est des plus simples. Une goutte ou 0,05 d'une T. M. est ajoutée à 99 gouttes d'alcool (70°), secouées cent fois, ce sera la 1re dilut. centésimale. 1 goutte ou 5 centig. de celle-ci et 99 gtes d'alcool et agitées comme ci-dessus donneront la 2e dil. cent. On forme successivement de même les 3e, 4e, 5e et 6e dilutions ; on les pousse encore jusqu'à la 100e et plus, mais en ne gardant généralement que les 12e, 30e, 100e dilutions et celles qui les précèdent immédiatement, 11e, 29e, 99e, et, pour ne pas perdre inutilement l'alcool, on fait à l'eau distillée les dilutions intermédiaires qui sont jetées.

Dans nos préparations personnelles enfin une difficulté nous a longtemps arrêtés. Hahnemann n'employait jamais, et il avait raison, pour le connaître, qu'un seul médicament à la fois. Nous, procédant sur des agents bien étudiés isolement et partant connus, nous avons eu à les réunir et à les employer collectivement. Grand a été notre embarras pour rassembler, harmoniser des agents si divers, d'un dynamisme si différent. En outre, Hahnemann s'appuyait sur un principe universellement reconnu vrai : *corpora agunt nisi soluta*, les corps n'agissent que s'ils sont dissous. Nous avons admis, comme vraie, une autre loi naturelle qui semble être l'opposée de la première et que nous avons ainsi formulée : *corpora agunt etiam non*

(1) J.-B. Baillière. Pharmacopées de Jahr et Catellan, de Weber, d'Ecalle Delpech et Peuvrier.

(2) Dorvault. Officine, 10e édit.

soluta les corps agissent alors même qu'ils ne sont pas dissous, ce qui ne veut pas dire qu'il ne soit préférable de les employer dissous.

Pour conclure, nous avons dû créer : 1° une T. M. spéciale faite de végétaux et de minéraux, ceux-ci incomplètement dissous, en rapport par conséquent avec la loi précédente *corpora agunt etiam non soluta.*

2° Une 1re dilution centésimale de ces végétaux et de ces minéraux (la dilution et la trituration étant poussées à la 1re centésimale).

3° Une 2e dilution centésimale de ces végétaux et minéraux (la dynamisation pour couvrir les deux termes dilution et trituration étant poussée plus loin à la 2e centésimale).

4° Enfin la 3e dilution et 3e trituration centésimale, celle d'Hahnemann au millionième, correspondant au *corpora agunt nisi soluta*, degré ou tous les corps insolubles se dissolvent. C'est ainsi que par degrés progressifs et surtout à partir de la troisième trituration centésimale que nous nommons encore puissance centésimale, nous rentrons dans le cycle, le giron Hahnemannien.

Nous nous arrêtons ici à dessein.

Ce travail sur la tuberculose devant être lu par tous, allopathes et homœopathes de bonne volonté, comportait, pour être compris quelques explications préalables indispensables. Nous les avons données. Ce qui nous reste à dire au point de vue pharmacologique spécial se trouvera plus à sa place ultérieurement et dans un autre cadre.

Reportons nous maintenant en arrière, revenons au spécifique anti-bacillaire (le 1er en date p. 19) qui, concurremment avec les autres agents sériaires, avait contribué à rétablir ma santé. (V. p. 17, 18).

Les minéraux qui en font partie jouent, à n'en pas

douter, le rôle principal. Faisons alors abstraction des végétaux, étudions ce 1er spécifique antibac. artificiel avec acides à minima, étudions le seul avec sa seule minéralisation et cherchons à quelle dose l'organisme pourra le tolérer et comment il réagira.

Revenant au spécifique tuberculeux proprement dit et considérant le médicament minéral seul, à quelle dose cliniquement peut-on prendre le médicament minéral artificiel (avec acides à minima) ?

Expérimentation personnelle de l'auteur. — Les agents destructeurs du bacille transformés, avec acides a minima, en agents physiologiques, déterminent une maladie artificielle analogue à la tuberculose et portés à une dilution plus faible, ils peuvent guérir cette même maladie, c'est le principe de l'homœopathie.

14 Avril 1902.

Je prends une goutte de ce mélange TM dans 250 gram. d'eau, soit une 5000e. J'en bois une gorgée sans rien ressentir ni sur le moment, ni dans la journée. Le lendemain, 15 Avril, je fais une autre solution un peu plus forte, 1 gte du minéral artificiel dans 200 gram. d'eau soit une 4000e (la goutte représente 0,05 cent. et 20 gouttes un gram.). En buvant le liquide, j'éprouve à la gorge une légère sensation d'âpreté, de constriction. La nuit, coma vigil, activité de l'esprit ; je songe aux recherches actuellement en cours : *Sueurs profuses générales surtout aux pieds et aux aiselles*. Réveil de bonne heure le matin le corps en sueur. Urine pâle, claire, verdâtre avec légère odeur d'acétone aigrelette. Elle a été jetée par erreur car je voulais l'examiner. Elancements à l'épaule gauche, flatuosités, gaz par en haut, expectoration d'un mucus visqueux. Toux le matin avec quelques filets de sang.

17 Avril. — Je suis très las, fatigué par ces nuits de sommeil médiocre. Dans la soirée, pouls agité, moiteur.

Donc, depuis quelques jours, j'ai la perception très nette d'une fièvre *phtisique artificielle* avec sueurs profuses, expectoration de légers filets de sang.

Le samedi 18. — La constriction primitive de la gorge est devenue de l'aphonie, puis coryza intense, toux fréquente, expectoration d'un mucus visqueux, fièvre ; réapparition d'une douleur pénible à l'épaule droite, douleur qui m'avait longtemps fatigué et qui semblait guérie.

Disparition très nette d'un goût sucré dans la bouche qu'avait provoqué chez moi mon intoxication minéro-tuberculeuse citée antérieurement. J'ai pu prendre du sucre, du lait, des macarons sans faire revenir cette sensation de goût sucré, pénible par sa persistance ; à noter encore nombreux oublis, manques de mémoire, coryza formidable absolument exagéré en même temps qu'un léger engorgement ganglionnaire de la nuque du côté droit dont j'avais été porteur toute ma vie, diminuait graduellement; la peau du cou était amaigrie et flottante comme si le coryza et l'expectoration intense que j'avais éprouvés l'avaient dégagé.

L'aggravation très forte les 15 premiers jours s'atténua progressivement et dura un mois.

Cette expérience très intéressante, très instructive montre donc :

1° Que les médicaments destructeurs du bacille de Koch, administrés à dose beaucoup plus faibles quant aux acides (au 4000° environ) se conduisent comme des agents homœopathiques, c'est-à-dire qu'ils déterminent une maladie artificielle *analogue* à la tuberculose : fièvre, sueurs profuses nocturnes et matinales, expectorations visqueuses et légèrement sanguinolentes.

Je ne dis pas que la dose indiquée plus haut produira chez tout expérimentateur les mêmes effets que chez moi dont l'organisme était déjà ébranlé par une maladie antérieure mais je crois pouvoir affirmer que les expérimentateurs éprouveront, à une dilution qui leur sera personnelle, tout ou partie des effets que j'ai signalés.

Si donc, les médicaments précédents produisent une maladie artificielle analogue à la tuberculose, ils doivent à une dose plus douce guérir cette maladie ou la prévenir. La clinique le confirme pour la tuberculose à la première et deuxième période; nous en rapporterons quelques observations mais il nous faut d'abord reproduire plusieurs expériences physiologiques qui nous amèneront à modifier notre formule primitive et à adopter la meilleure pour l'obtention de l'anti-bacillaire artificiel.

EXPÉRIENCES

Avril 1900. — Cobaye femelle, poids 900 gr.

Mucus de phtisie laryngée (mucus traité par notre procédé et provenant d'un malade ayant succombé peu après).

25 avril.	Injection 1 cm.c.	30e	décim.	ou quintillionième
30	—	24e	—	ou quadrillionième
3 mai.	—	—	—	—
10	—	12e	—	ou billionième
21	—	—	—	—
9 juin.	—	6e	—	ou millionième

11 juin. — L'animal est triste et abattu, il ne mange pas, l'injection semble l'éprouver.

19 juin. — Je constate avec surprise une plaie vaste et ulcérée de la région thoracique gauche.

1er Août 1900. — Je remplace les injections précédendentes par celles d'un liquide tuberculeux (bacilles de Koch, cultures sur pommes de terre) détruit et neutralisé par carbonate de chaux 0,20, phosphate de chaux 0,10, bi-carbonate de soude 0,17.

7 août	injection	1 cmc à la	5e décimale	ou 100 000e
9	—	—	4e décimale	ou 10 000e
12	—	—	3e décimale	ou 1000e
14	—	—	2e décimale	ou 100e
18	—	—	1er décimale	ou 10e
28	—	2 cmc	2e décimale	ou 100e

1er sept.	Poids	1.045	inject.	2 cmc.	à la 2e décim.	ou 100e
12 —	—	1.135	—	—	—	—
5 oct.	—	1.190	—	—	—	—
24 —	—	1.090	Pas d'injection			
31 —	—	1.115	—			
8 nov.	—	1.160	inject.	1 cm.c.	au 1/900	
20	—	1.110	—	—	—	

11 janv. 1901. Poids 1.140. Je constate dans la région thoracique gauche une petite tumeur de la grosseur d'une noix douloureuse au toucher.

18 janvier. Sang de cheval glyceriné 1/3, injection de 2 c. cub sous la grosseur. Il suinte de celle-ci par un pertuis très fin une matière blanche et graisseuse.

21 mars. — Abcès comme vidé.

Meurt le 16 décembre 1902. — Ulcère dont il sort par la pression une matière grasse blanche.

Vessie vide et ratatinée.

Matrice lie-de-vin, graisse jaune fauve.

Intestin jaune rouge pâle, dégénérescence graisseuse.

Ganglions inguinaux perdus dans le paquet de graisse qui garnit les aines, idem aux aisselles.

Estomac plein de liquide et d'air, foie gros, aspect malade, plaques d'un jaune pâle, aspect général graisseux, vésicule biliaire presque vide, flasque et tachée de points blancs.

Rate petite et rouge, normale.

Poumons pâles, hypérémiés çà et là. Petits points noirs sur les extrémités inférieures.

Cœur : Hypertrophie surtout des oreillettes. L'ulcère n'est pas adhérent aux parois thoraciques mais est souscutané.

Odeur forte et désagréable qui s'échappe du cadavre.

Conclusions : Un cobaye reçoit 6 injections rapprochées d'un liquide provenant de mucus de phtisie laryngée dont les éléments ont été soumis au traitement minéral, injections atténués au quintillionième, quadrillionième, billionième, millionième, degré où la peau est entamée. Il reçoit ensuite 10 injections d'un liquide tuberculeux (provenant de bacilles sur pommes de terre) détruit et neutralisé par les carbonates et phosphates de chaux et le bi-carbonate de soude; injections faites au 100.000^e, 10.000^e, 1.000^e, 100e (4 fois) 10e puis formation d'une sorte d'abcès graisseux; plus une injection intercalaire de sang de cheval glycériné et deux injections d'un nouveau liquide tuberculeux atténué au 1/900e.

Il meurt 21 mois après la 1re injection sans lésions tuberculeuses avec envahissement général adipeux et scléreux du tissu cellulo-graisseux.

Un cobaye témoin, injecté avec la matière grasse sortant de l'ulcère précédent, sacrifié 3 ou 4 mois après, n'a donné aucun résultat.

Les observations antérieures ayant démontré que les injections multipliées du liquide destructeur minéral tuberculeux aboutissaient à une accumulation de toxines qui finit par tuer, il semble que l'intervention des phosphates et carbonates de chaux possède une action neutralisante de la ou des toxines.

Ajoutons comme confirmation de cette donnée que prenant le minéral destructeur bacillaire primitif, nous l'avons dans quatre marches associé :

1° à l'alcool seul, soit minéral destructeur + Alcool

2° aux teintures végétales, soit — + Végétaux

3° aux phosphates, — } Phosph. et carb.
et carb. de chaux, soit — + } de chaux

4° aux phosp. et carb. de chaux......	Phosph. et carb. de chaux
+ Arsenic........................	+ Arsenic
+ Teint. végétales................	+ Végétaux
Soit minéral dest. +	

De ces 4 marches, la marche à l'alcool m'a paru égale sinon supérieure à celle des végétaux qui se présentent cependant sous la forme alcoolique.

Mais celle, qui, au point de vue expérimental, m'a donné les meilleurs résultats est la 4e, c'est-à-dire l'adjonction au liquide destructeur, des teintures végétales, des phosphates et carbonates de chaux et de l'arsenic. Transportons donc ces données au même minéral mais dégagé de tout élément tuberculeux.

Nous voyons qu'il y a présomption, pour la formation de l'antibacillaire artificiel, à adopter l'addition au minéral complexe primitif des phosphates et carbonates de chaux, de l'arsenic et de quelques teintures végétales. Qui ne connaît enfin sur le tubercule l'action calcifiante des sels de chaux ? Qui ne sait que pour combattre la tuberculose, il faut rendre l'organisme goutteux pour ainsi dire, soit par l'emploi des sels de chaux, soit par celui du sérum sanguin qui lui-même pousse à la goutte. Les bouchers grands mangeurs de viande sont très souvent goutteux.

Nous trouvons encore dans la matière médicale homœopathique une confirmation de ces données.

Calc. phosph. — **Symptômes homœopathiques.** — Enrouement fréquent ou de longue durée. Enrouement surtout le matin. Toux comme par un duvet dans la gorge. Laryngite chronique avec ulcération. Expectoration de matières purulentes en toussant. Expectoration purulente et sucrée. Toux avec expectoration de sang.

Parmi les autres agents recommandables que la clinique désigne encore, notons l'arsenic. Je ne m'arrête pas à une question que je crois un peu secondaire, celle du choix particulier de telle ou telle forme d'arsenic, Cacodylate, Methyle-arsenite, que l'on devra adopter. Ici encore la matière médicale homœopathique est utile à consulter.

Arsenicum. — Toux excitée par un sentiment de constriction et d'étouffement au larynx comme par la vapeur de soufre. Haleine courte, gêne de la respiration, étouffement, dyspnée, accès de suffocation, constriction spasmodique de la poitrine ou du larynx, angoisse. Laryngites aiguës et chroniques. Symptômes phtisiques.

Quant au fer, moins important, l'homœopathie nous apprend qu'il est utile dans la première période de la phtisie.

Ferr. métal. — Gêne de la respiration. Oppression constrictive de la poitrine. Toux convulsive. Phtisie première période. Bouillonnement de sang. Hémorrhagies. Hémoptysie.

Indépendamment des minéraux et en tête des végétaux il faut nous arrêter un moment sur la *créosote*, celle-ci est contre la tuberculose un médicament puissant.

Etudiée par Gimbert de Cannes et Bouchard, Burlureaux (1) lui a consacré un travail des plus remarquables. Soit qu'on l'emploie seule ou sous forme de ses dérivés, elle est un des agents indispensables du traitement de la tuberculose.

Les considérations suivantes auront, je crois, leur intérêt. De même que nous avons constaté l'utilité du phosphate de chaux, de même nous trouvons une indication de la créosote dans la carie dentaire. Tout phtisique porteur

(1) Burlureaux. — Traitement de la tuberculose par la créosote.

de dents mauvaises ou gâtées demande, exige, à un moment donné l'emploi de la créosote.

Un jour, nous fûmes témoin d'un phénomène bien intéressant : nous avions mis dans un verre de montre, sous l'objectif du microscope une petite quantité d'une urine d'un syphilitique, puis ajouté successivement à celle-ci quelques gouttes de créosote puis d'acide sulfurique. Il se produisit alors un mouvement tumultueux, une sorte de fermentation qui dura jusqu'au lendemain; les gouttes de créosote semblaient absorber, avaler les microbes. Depuis, nous avons tenté de reproduire cette expérience mais sans nettement réussir. Il nous a semblé également que l'acide sulfurique grandissait les gouttes créosotées, et que l'acide acétique diminuait leur volume.

Nous avons donc été ainsi conduits à modifier notre formule primitive (pages 19 et 33) et, nous fondant sur l'observation clinique, sur les expériences physiologiques des animaux, sur la matière médicale homœopathique, à adopter actuellement la formule suivante qui nous a donné et nous donne chaque jour les meilleurs résultats dans la première et la seconde période de la phtisie, alors que le médecin, quoiqu'on en dise, est désarmé contre la phtisie naissante. Le plus souvent, il la voit naître, se développer, grandir, évoluer sous ses yeux sans qu'il puisse en arrêter la marche. L'hygiène qu'il conseille est bonne sans doute, mais elle n'est que de l'hygiène et si, avec l'aide de la force vitale, elle réussit à guérir un certain nombre de cas, elle est le plus souvent insuffisante ou impuissante.

ANTIBACILLAIRE ARTIFICIEL

Minéraux :

Eau distillée..............	5 gr.
Fluorure de calcium.......	0,05 c.
Hydrofluosilicate de potasse	0,05 c.
Bi-carbonate de soude.....	1 g.(à saturation)
Bi-carbonate de potasse....	1 gr. —
Acide chromique (solution)	1 goutte
Bi-acide (So^3 3 gtes Azo^5 5 gtes)	1 —
So^3........	1 —

+ Phosphate de chaux + Arsenic
+ Ferrum muriat.

Végétaux: Kréosotum, 6. — Phellandrium, 5. — Pulsatilla, 5. — Arnica, 4. — Belladona, 5. — Lobelia, 4. — Secale, 4. — Ocymum basilica, 4. — Arum mac., 3. — Bryonia, 3. — Drosera, 3. — Rhus, 3. — Sambucus, 3. — Tropœol. maj., 3. — Calendula, 2. — Menyanthes, 2. — Inula helen., 1.

Nous connaissons l'action physiologique de la médication minérale seule (p. 24), nous connaissons la médication dénommée par nous antibacillaire artificielle (v. p. 19), ainsi que le mode de préparation de ces agents (pages 20, 21, 22, 23).

Or, nous avons dit dans le cours de ce travail (p. 18, 34-51) que, en dehors de cette médication nous avions recours à des médicaments sériaires spécifiques des organes atteints. Nous sommes obligés pour être compris et avant d'aller plus loin de reproduire la composition de ces agents sériaires (1), le plus communément employés pour la cure de la tuberculose.

(1) Voir Traité d'Homo-Homœopathie ou 3e Annuaire. Dr Conan.

SÉRIE 1. — Groupe 1

Spécifique général; fièvre

Aconitum 6. — China 2. — Salix alba 4. — Berberis 3. — Bryonia 2. — Rhus 2. — Veratrum alb 2. — Mercurius solubilis. 1. — Belladona 1. — Sulfur 1.

SÉRIE 1. — Groupe 2

Berberis 3. — Secale 2. — Bryon. 2. — Merc. sol. 1. — Veratrum alb. 1. — Nux vomica 1.

SÉRIE 1. — Groupe 3

Aconitum 6. — Sulfur 4. — China 4. — Salix alba 3. — Mercurius sol. 2. — Veratrum alb. 2. — Rhus 2. — Belladona 1. — Bryonia 1.

SÉRIE 1. — Groupe 4

Bryonia 4. — Mercurius solubil. 2. — Secale 2. — Veratrum alb. 2.

SÉRIE 1. — Groupe 5

Aconitum 6. — Berberis 6. — Carduus benedictus 6. — Salix alba 6. — China 5. — Mercurius sol. 4. — Secale 2. — Veratrum alb. 2. — Bryonia 1. — Nux vomica 1. — Rhus toxicodendron 1. — Sulfur 1.

SÉRIE 1. — Groupe 6

Aconitum 6. — Carduus benedictus 6. — Belladona 2. — Bryonia 2. — China 2. — Veratrum alb. 2. — Arnica 1. — Ipeca 1. — Nux vomica 1. — Sulfur 1.

Les chiffres indiquent les proportions relatives de chaque médicament dans le groupe total.

SÉRIE 1. — Gr. T ou total

Réunion de tous les groupes de la série 1, en répétant 2 fois le groupe 2

SÉRIE 8. — Groupe 1

Maladies aiguës et chroniques du nez et de la bouche

Cochlearia 6. — Amaryllis 6. — Arum mac. 6. — Balsamina 6. — Chelidonium 6. — Cicuta 6. — Coca 6. — Dictamnus alb. 6. — Iodatum ferrum 6. — Merc. solub. 6. — Millefolium 6. — Mimosa pud. 6. — Ocymum basilica 6.— — Pulsatilla 6.— Pyrethrum 6.— Scabiosa 6. — Secale 6. — Staphylea 6. — Sulfur 6. — Urtica dioica 6. — Veratrum alb. 6.— Calcar. carb. 5. — Calendula 5. — Corallium rubrum 5. — Gelseminum 5. — Natrum mur. 5. — Serpentaria 5. — Urtica ureus 5. — Ruta 4.— Teucrium 4.— Argent. nitri 3.— Aurum met. 4. — Aurum mur. 3. — Hyoscyamus 3. — Kreosotum 3. — Muriatis acid. 3. — Nux moschata 3. — Staphysagria 3. — Borax 2. — Cafeine 2. — Plumbago europ. 2. — Thuya 2. — Hepatica 1. — Nitri acid. 1. — Ptarmica 1. — Sulfuris acid. 1.

SÉRIE 8. — Groupe 2

Mimosa pud. 6. — Amaryllis 6. — Angelica 6. — Arum maculatum 6. — Aurum muriat. 6. — Balsamina 6. — Belladona 6. — Berberis 6. — Borax 6. — Calcar. carb. 6. — Chelidonium 6. — Cicuta virosa 6. — Coca 6. — Corallium rubr. 6.— Dictamnus albus 6.— Dulcamara 6. — Gelseminun 6. — Hepatica 6. — Hepar sulf. calc. 6. — Iodatum ferrum 6. — Kreosotum 6. — Ligustrum vulgare 6. — Millefolium 6. — Nux moschata 6. — Ocymum basilica 6.— Plumbago europ. 6. — Portulacca 6. — Pulsatil. 6. — Pyrethrum 6. — Rhus toxicodendron 6. —

Ruta 6. — Scabiosa 6. — Serpentaria 6. — Silicea 6. — Staphylea 6. — Staphysagria 6. — Succinum 6. — Teucrium 6. — Urtica dioïca 6. — Veratrum alb. 6. — Alumina 5. — Aurum metal. 5. — Protochlor. hydrarg. 5. — Secale 5. — Nux vomica 3. — Sulfur 3. — Ammon. muriat 2. — Sulfuris acid. 2. — Arsenicum 1. — Muriatis acid. 1. — Nitri acid. 1.

SÉRIE 8. — Groupe 3

Balsamina 6. — Amaryllis 6. — Angelica. — Aurum met. 6. — Aurum mur. 6. — Calcar. carb. 6. — Chelidonium 6. — Coca 6. — Cochlearia 6. — Corallium rubrum 6. — Dictamnus alb. 6. — Dulcamara 6. — Ferrum iodat. 6. — Gelseminum 6. — Ligustrum vulg. 6. — Millefolium 6. — Mimosa pud. 6. — Muriatis acid. 6. — Natrum mur. 6. — Nitri acid. 6. — Ocymum basilica 6. — Portulacca 6. — Ptarmirca 6. — Pulsatilla 6. — Pyrethrum 6. — Scabiosa 6. — Staphylea 6. — Staphysagria 6. — Succinum 6. — Thuya 6. — Urtica urens 6. — Veratrum alb. 6. — Nux moschata 4. — Arum mac. 3. — Borax 3. — Hepar sulf. calc. 3. — Hepatica 3. — Secale 3. — Sulfur 3. — Argent nitri 2. — Belladona 2. — Calendula 2. — Chamomilla 2. — Mercurius sol. 2. — Plumbago europ. 2. — Rhus toxicodend. 2. — Kreosotum 1. — Lilium tigrinum 1. — Sulfuris acid. 1.

SÉRIE 8. — Groupe 4

Veratrum alb. 6. — Alumina 6. — Amaryllis 6. — Angelica 6. — Arnica 6. — Arum mac. 6. — Balsamina 6. — Berberis 6. — Calcar. carb. 6. — Chamomilla 6. Coca 6. — Cochlearia 6. — Dictamnus alb. 6. — Dulcamara 6. — Gelseminum 6. — Hepar sulf. calc. 6. — Ligustrum 6. — Millefolium 6. — Mimosa pud. 6.

— Ocymum basil. 6. — Plumbago europ. 6. — Portulacca 6. — Pyrethrum 6. — Ruta 6. — Scabiosa 6. — Serpentaria 6. — Silicea 6. — Staphylea 6. — Sulfur 6. — Urtica dioïca 6. — Aurum muriat. 3. — Staphysagria 3. — Nux vomica 2. — Arsenicum 1. — Muriatis acid. 1. — Nitri acid. 1. — Protochlor. hydrarg. 1. — Sulfuris acid. 1.

SÉRIE 8. — Groupe 5

Staphylea 6. — Amaryllis 6. — Angelica 6. — Balsamina 6. — Borax 6. — Calcar. carbonica 6. — Calendula 6. — Chamomilla 6. — Chelidonium 6. — Coca 6. — Corallium rubrum 6. — Dulcamara 6. — Ferrum iodat. 6. — Gelseminum 6. — Ligustrum 6. — Nux moschata 6. — Nux vomica 6. — Ocymum basil. 6. — Pulsatilla 6. — Scabiosa 6. — Succinum 6. — Teucrium 6. — Thuya 6. — Ammon. mur. 5. — Portulacca 5. — Arum mac. 3. — Berberis 3. — Cochlearia 3. — Dictamnus albus 3. — Hepatica 3. — Mimosa pud. 3. — Natrum mur. 3. — Ptarmica 3. — Ruta 3. — Veratrum alb. 3. — Serpentaria 2. — Pyrethrum 2. — Rhus toxicodendron 2. — Urtica urens 2. — Argent. nitri 1. — Aurum met. 1. — Aurum mur. 1. — Kreosotum 1. — Mercuriur sol. 1. — Protochl. hydrargyri 1. — Sulfur 1.

SÉRIE 8. — Groupe 6

Mimosa 6. — Amaryllis 6. — Angelica 6. — Arum mac. 6. — Berberis 6. — Calcar. carb. 6. — Calendula 6. — Coca 6. — Cochlearia 6. — Natrum mur. 6. — Plumbago europea 6. — Pulsatil. 6. — Pyrethrum 6. — Ruta 6. — Scabiosa 6. — Silicea 6. — Staphylea 6. — Succinum 6. — Alumina 5. — Asclepias 3. — Thuya 3. — Mercurius sol. 2. — Nux moschata 2. — Rhus toxicodendron 2. — Sulfur 2. — Ammon. mur. 1 — Arsenic 1.

— Aurum met. 1. — Aurum muriat. 1. — Belladona 1. — Corallium rubrum 1. — Dulcamara 1. — Kreosotum 1. — Muriatis acid. 1. — Protochl. hydrarg. 1. — Ptarmica 1. — Sulfuris acid. 1. — Teucrium 1.

SÉRIE 11. — Groupe 1

Affections aiguës et chroniques du Larynx

Coca 6. — Berberis 6. — Drosera 6. — Erysimum velar 5. — Stannum 5. — Belladona 4. — Bromidum Kali 3. — Cinnabaris 3. — Cuprum 2. — Eucalyptus 3. — Manganum carb. 3. — Corallium rubrum 3. — Hepar sulf. calc. — Sulfur 2. — Calcar. carb. 1. — Ipeca 1. — Mercurius sol. 1. — Nitri acid. 1. — Spongia 1.

SÉRIE 11. — Groupe 2

Sambucus 6. — Bromidum kali 3. — Dulcamara 3. — Carbo veg. 2. — Aconitum 1. — Belladona 1. — Berberis 1. — Calcar. carb. 1. — Cinnabaris 1. — Coca 1. — Corallium rub. 1. — Cuprum 1. — Drosera 1. — Erysimum velar 1. — Eucalyptus 1. — Hepar sulf. calc 1. — Ipeca 1. — Kréosotum. — Mangan. carb. 1. — Mercurius solubilis 1. — Nitri acid. 1. — Posphorus 1. — Spongia 1. — Stannum 1. — Sulfur 1.

SÉRIE 11. — Groupe 3

Drosera 6. — Belladona 2. — Berberis 2. — Bromidum kali 2. — Dulcamara 2. — Eucalyptus 2. — Kreosotum 2. — Aconitum 1. — Calcar. carb. 1. — Cinnabaris 1. — Coca 1. — Cuprum 1. — Hepar. sulf. calcar. 1. — Mangan. carb. 1. — Mercurius sol. 1. — Nitri acid. 1. — Phosphorus 1. — Sambucus 1. — Spongia 1. — Stannum 1.

SÉRIE 11. — Groupe 4

Coca 6. — Aconitum 1. — Belladona 1. — Bromidum kali 1. — Calcar. carb. 1. — Carbo végét. 1. — Corallium rubrum 1.— Cuprum 1.— Drosera 1.— Dulcamara 1. Eucalyptus 1. — Hepar sulf. calc. 1. — Mercurius sol. 1. — Nitri acid. 1. — Phosphorus 1. — Sambucus 1. — Spongia 1.

SÉRIE 11. — Groupe 5

Belladona 6. — Berberis 6. — Coca 6. — Sambucus 6. — Bromidum kali 2. — Aconitum 1. — Calcar. carb. 1. — Carbo végét. 1. — Cuprum 1. — Drosera 1. — Dulcamara 1. — Erysimun velar 1. — Eucalyptus 1. — Hepar sulf. calc. 1.— Ipeca 1. — Mangan. carb. 1. — Mercurius sol. 1. — Nitri acid 1. — Phosphorus 1. — Spongia 1. — Stannum 1.

SÉRIE 11. — Groupe 6

Drosera 6. — Berberis 6. — Coca 6. — Hepar sulf. cal. 3. — Bromidum kali 2.— Aconitum 1.— Belladona 1. — Calcar. carb. 1. — Carbo. végét. 1. — Dulcamara 1. — Erysimum velar 1. — Eucalyptus 1. — Ipéca 1. — Mercurius solub. 1. — Nitri acid. 1. — Phosphorus 1. — Spongia 1. — Sambucus 1. — Sulfur 1.

SÉRIE 12. — Groupe 1

Maladies de l'appareil respiratoire

Trachée — Bronches — Poumons — Plèvre

Drosera 6. — Calendula 3.—Lobelia inflata 3. — Aconitum 2. — Amaryllis 2. — Arum mac. 1. — Arsenic 1. — Belladona 1. — Berberis 1. — Bryonia 1. — Calcar carb. 1. — Cannabis 1. — Carbo végét. 1. — China 1.

— Corallium rub. 1. — Digitalis 1. — Dulcam. 1. — Hura crepit. 1. — Inula helenium 1. — Kali sulfuricum 1. — Lactuca 1. — Lycopodium 1. — Menyanthes 1. — Mercurius 1. — Natrum mur. 1. — Parietaria 1. — Phellandrium 1. — Phosphorus 1. — Polygala 1. — Pulsatil 1. — Rhus toxicod. 1. — Sabadilla 1. — Sambucus 1. — Santolina 1. — Sécale 1. — Serpentaria 1. — Spongia 1. — Sulfur 1. — Tartaricus 1. — Tragopogon pratense 1.

SÉRIE 12. — Groupe 2

Calendula 3. — Lobelia inflata 3. — Inula helenium 2. — Phellandrium 2. — Aconit. 1. — Amaryllis 1. — Arnica 1. — Arsenic 1. — Asclepias tuberosa 1. — Belladona 1. — Berberis 1. — Bryonia 1. — Cactus grandiflora 1. — Calcar. carb. 1. — Cannabis 1. — Carbo végétab. 1. — Chamomilla 1. — China 1. — Cina 1. — Corallium rub. 1. — Digitalis 1. — Drosera 1. — Dulcamar. 1. — Graphites 1. — Hepatica 1. — Hura crepit. 1. — Hyoscyamus 1. — Kali carb. 1. — Kali sulfur. 1. — Kermes 1. Lauro-cerasus 1. — Lycopodium 1. — Menyanthes 1. — Mercurius sol. — Natrum mur. 1. — Nux vomica 1. — Parietaria 1. — Polygala 1. — Pulsatil. 1. — Rhus toxicodendron 1. — Ruta 1. — Sabadilla 1. — Sambucus 1. — Secale 1. — Spongia 1. — Sulfur 1 — Tartaricus 1. — Tragopog. pratense 1.

SÉRIE 12. — Groupe 3

Drosera 6. — Lobelia inflata 3. — Silicea 3. — Tropœolum majus 3. — Amaryllis 2. — Phellandrium 2. — Aconit. 1. — Ammon. acet. 1. — Arnica 1. — Arsenic. 1. — Arum mac. 1. — Belladona 1. — Berberis 1. — Bryonia 1. — Calcar. carb. 1. — Cannabis 1. — Carbo vég. — Chamomilla 1. — China 1. — Cina 1. — Corallium rubr. 1. —

Dulcamara 1. — Hura crep. 1. — Inula helenium 1. — Hyoscyamus 1. — Kali carbonicum 1. — Lactuca 1. — Menyanthes 1. — Natrum. mur. 1. — Parietaria 1. — Phosphorus 1. — Polygala 1. — Pulsatil. 1. — Rhus toxicod 1. — Ruta 1. — Sabadilla 1. — Sambucus 1. — Spongia 1. — Sulfur 1. — Tartaricus 1.

SÉRIE 12. — Groupe 4

Phellandrium 6. — Drosera 6. — Dulcamara 6. — Ocymum bas. 6. — Sambucus 6. — Lobelia inflata 3. — Inula helenium 2. — Aconitum 1. — Amaryllis 1. — Ammon. acet. 1. — Arnica 1. — Arsenic. 1. — Asclepias 1. — Berberis 1. — Bryonia 1. — Cannabis 1. — Calendula 1. Carbo véget. 1. — Graphites 1. — Hepatica 1. — Kermès 1. — Lauro ceras. 1. — Menyanthes 1. — Mercurius sol. 1. — Natrum mur. 1. — Nux vomica 1. — Parietaria 1 — Pulsatilla 1. — Rhus toxicod. 1. — Ruta 1. — Serpentaria 1. — Spongia 1. — Sulfur 1. — Tartaricus 1.

SÉRIE 12. — Groupe 5

Lobelia inflata 6. — Berberis 6. — Drosera 6. — Silicea 6. — Phellandrium. 3 — Amaryllis. — Spongia 2. — Aconitum 1. — Ammon. acet. — Arnica 1. — Arsenic. 1. — Arum maculatum 1. — Bryonia 1. — Carbo végét. — Chamomilla 1. — China 1. — Corallium rubr. 1. — Graphites 1. — Hura crepitens 1. — Kali carbonicum 1. — Kali sulfur. 1. — Lactuca 1. — Lauro-ceras 1. — Menyanthes 1. — Mercur. sol. 1. — Nux vomi. 1. — Parietaria 1. — Phosphorus 1. — Rhus toxicod. 1. — Ruta 1. — Sambucus 1. — Serpentaria 1. — Sulfur 1. — Tartaricus 1. — Tragopogon pratens. 1.

SÉRIE 12. — Groupe 6

Sticta pulmonaria 6. — Inula helenium 6. — Silicea 6. — Berberis 3. — Calendula 3. — Hepatica 3. — Rhododendron 3. — Sambucus 3. — Arum mac. 2. — Cactus grandiflora 2. — Lobélia infl. 2 — Aconit 1. — Amaryllis 1. — Ammon. acet. 1. — Arsenic. 1. — Asclepias tuberosa 1. — Bryonia 1. — China 1. — Cina 1. — Corallium rubr. 1. — Digitalis 1. — Dulcamara 1. — Graphites 1. — Hura crépitens 1. — Ipéca 1. — Hyoscyamus 1. — Kali sulf. 1. — Lactuca 1. — Lauro-ceras. 1. Lycopodium 1. — Mercurius sol 1. — Natrum mur. 1. — Nux vomica 1. — Parietaria 1. — Phosphorus 1. — Polygala 1. — Rhus toxicoden. 1. — Santolina 1. — Sulfur. 1. — Tartaricus 1.

SÉRIE 18. — Groupe 1

Affections vénériennes et syphilitiques

Lysimachia 6. — Carbo anim. 6. — Carbo veget. 6. — Héliotropium 6. — Hypericum perf. 6. — Juniperus 6. — Manna 6. — Physalis alkekengi 6. — Saponaria 6. — Scabiosa 6. — Dulcamara 3. — Aurum foliatum 2. — Belladona 2. — Mercurius bi-iodatus 2. — Arenaria 1. — Argent. nitri. 1. — Arsenic. 1. — Aurum muriat. 1. — Cannabis 1. — Clematis erecta 1. — Conium mac. 1. — Convallaria 1. — Cyclamen europ. 1. — Gratiola 1. — Guaco 1. — Guaïacum 1. — Hepar sulf. cal. 1. — Iodium 1. — Iod. sodi 1. — Kreosotum 1. — Lithium iodatum 1. — Mercur. sol. 1. — Mercur. corrosivus 1. — Nitri acid. 1. — Parietaria 1. — Pulsatilla 1. — Staphysagria 1. — Sulfur. 1. — Zincum sulfuricum 1.

SÉRIE 18. — Groupe 2

Gratiola 3. — Thuya 3. — Argent. nitri 1. — Aurum foliat. 1. — Aurum mur. 1. — Belladona 1. — Calcium iodat. 1. — Cannabis 1. — Carbo anim. 1. — Chamomilla 1, — Cinnabaris 1. — Conium 1. — Convallaria 1. — Cyclamen europ. 1. — Dulcamara 1. — Guaco 1. — Guaïacum 1. — Heliotropium 1. — Hepar sulf. calc. 1. — Hypericum perfol. 1. — Iodium 1. — Juniperus 1. — Kreosotum 1. — Lysimachia 1. — Manna 1. — Merc. bi-iod. 1. — Mercur. corros. 1. — Merc. sol. 1. — Mezereum 1. — Parietaria 1. — Petasites 1. — Pulsatilla 1. — Saponaria 1. — Scabiosa 1. — Staphysagria 1. — Sulfur 1. — Urani azotas 1. — Zincum sulf. 1.

SÉRIE 18. — Groupe 3

Guaïacum. — Arenaria 1. — Argent. nitri 1. — Arsenic. 1. — Aurum 1. — Aurum mur. 1. — Belladona 1. — Calcium iodatum 1. — Cannabis 1. — Carbo anim. 1. — Carbo véget. 1. — Chamomilla 1. — Cinnabaris 1. — Clématis 1. — Convallaria 1. — Cyclamen eur. 1. — Dulcamara 1. — Guaco 1. — Heliotropium 1. — Hepar sulf.calc. 1. — Hypericum perf. 1. — Juniperus 1. — Lithium iod. 1. — Lysimachia 1. — Manna 1. — Mercurius bi-iodat. 1. — Merc. corros. 1. — Merc. sol. 1. — Mezereum 1. — Myrtus 1. — Nitri acid. 1. — Parietaria 1. — Physalis alkekengi 1. — Pulsatilla 1. — Saponaria 1. — Sarracenia 1. — Sassaparilla 1. — Scabiosa 1. — Staphysagria 1. — Sulfur 1. — Thuya 1. — Zinc. sulf. 1.

SÉRIE 18. — Groupe 4

Saponaria 6. — Aurum mur. 1. — Belladona 1. — Calcium iodatum 1. — Cannabis 1. — Carbo animalis 1. — Chamomilla 1. — Cinnabaris 1. — Conium mac. 1. — Convallaria 1. — Cyclamen eur. 1. — Dulcamara 1. — Gratiola 1. — Guaco 1. — Guaïacum 1. — Heliotrop. 1. —

Hepar sulf. cal. 1. — Hyperic. perf. 1. — Iodium 1. — Iod. kali 1. — Iod. sodi 1. — Juniperus 1. — Kreosotum 1. — Lithium iodat. 1. — Lysimachia 1. — Manna 1. — Merc. bi-iodat. 1. — Merc. corrosivus 1. — Merc. sol. 1. — Mezereum 1. — Nitri acid. 1. — Parietaria 1. — Physalis alkekengi 1. — Pusaltilla 1. — Sassaparilla 1. — Scabiosa 1. — Staphysagria 1. — Sulfur 1. — Zinc sulf. 1.

SÉRIE 18. — Groupe 5

Sassaparilla 3. — Saponaria 3. — Argent. nitri. — Aurum mur. 1. — Belladona 1. — Cannabis 1. — Carbo anim. 1. — Carbo veget. 1. — Chamomilla 1. — Chaulmoogra 1. — Cinnabaris 1. — Clematis erect. 1. — Convallaria maïal. 1. — Cyclam. eur. 1. — Dulcam. 1. — Guaco 1. — Guaïacum 1. — Héliotropium 1. — Hepar sulf. cal. 1. — Hyperic. perf. 1. — Iod. sodi 1. — Juniperus 1. — Lithium iod. 1. — Lysimachia 1. — Manna 1. — Mercur. bi-iod. 1. — Merc. corrosivus 1. — Nitri. acid. 1. — Petasites 1. — Physalis alkekengi 1. — Pulsaltilla 1. — Scabiosa 1. — Sulfur 1. — Urani azotas 1.

SÉRIE 18. — Groupe 6

Hypericum perf. 6. — Saponaria 6. — Plumbago eur. 3. — Argent. nitri 1. — Arsenicum 1. — Aurum foliatum 1. — Aurum mur. 1. — Belladona 1. — Calcium iodat. 1. — Cannabis 1. — Carbo. anim. 1. — Carbo végét 1. — Chamomilla 1. — Clematis erect. 1 — Convallaria maïalis 1. — Cyclamen europ. 1. — Dulcamara 1. — Gratiola 1. — Héliotrop. 1. — Iodium 1. — Iod. kali 1. — Juglans regia 1. — Juniperus 1. — Kreosotum 1. — Lithium iodat. 1. — Lysimachia 1. — Manna. — Merc. bi-iod. 1. — Merc. corros. 1. — Merc. solub. 1. — Nitri acid. 1. — Parietaria. — Physalis alkek. 1. — Pulsatilla 1. — Sarracenia 1. — Sassaparilla 1. — Scabiosa 1. — Vinca minor 1.

SÉRIE 21. — Groupe 1

Affections aiguës et chroniques des systèmes osseux et périostérique

Saxifraga 3. — Aloe 1. — Antim. crud. 1. — Arenaria rub. 1. — Arsenicum 1. — Asclepias vincetox. 1. — Aurum mur. 1. — Aurum et sodi mur. 1. — Baryta carb. 1. — Baryta. mur. 1. — Berberis 1. — Calcar. fluor. 1. — Calcar. phosphor. 1. — Chelidonium 1. — Cuprum sulf. 1. — Dionœa. — Drosera 1. — Ferrum iod. 1. — Fluoris acid. 1. — Gentiana 1. — Graphites 1. — Hepatica 1. — Hura crep. 1. — Iodium 1. — Iod. kali 1. — Lilium alb. 1. — Mangan. carb. 1. — Merc. corros. 1. — Mimosa pud. 1. — Phosphor. acid. 1. — Polypodium 1. — Rubia 1. — Ruta 1. — Silicea 1. — Sulfur 1. — Tanacetum. — 1. Tartaricus calc. 1. — Therebentinæ oleum. 1.

SÉRIE 21. — Groupe 2

Rubia 3. — Aloe 1. — Antim. crud. 1. — Arenaria rubra 1. — Asclepias vincet. 1. — Aurum mur. 1. — Aurum et sodi mur. 1. — Baryta carb. 1. — Baryta mur. 1. — Berberis 1. — Calcar. carb. 1. — Calcar. phosph. 1. — Chelidon. 1. — Cuprum sulf. 1. — Dionœa 1. — Drosera 1. — Fluoris acid. 1. — Gentiana 1. — Hepatica 1. — Hura crepitans. — Iodium 1. — Iod. kali 1. — Lilium alb. 1. — Mangan. carb. 1. — Mimos. pud. 1. — Phosphor. acid. 1. Polypodium 1. — Rhus 1. — Ruta 1. — Silicea 1. — Staphysag. 1. — Sulfur 1. — Tanacetum 1. — Tartaricus calcinatus 1. — Terebinthinœ oleum 1.

SÉRIE 21. — Groupe 3

Rubia I. — Ajuga reptans I. — Aloe I. — Antim crud. I. — Arsenic I. — Asclepias vincet. I. — Aurum mur. I. — Aurum et sod. mur. I. — Baryta carb. I. — Berberis I. — Calcar. fluor. I. — Calcar. phosp. I. — Chelidonium I. — Dionœa I. — Fluoris acid. I. — Graphites I. — Hepatica I. — Hura crepitans I. — Iodum I. — Iodatum ferrum I. — Iodatum kali I. — Mangan. carb. I. — Merc. corros. I. — Mezereum I. — Mimosa pud. I. — Phosp. acid. I. — Sanicula I. — Saxifraga I. — Silicea I. — Staphysagria I. — Sulfur I. — Tanacetum I. — Tartaricus. calc. I. — Terebintinœ ol. I.

SÉRIE 21. — Groupe 4

Saxifraga I. — Ajuga reptans I. — Aloe I. — Antim. crud. I. — Arenaria I. — Arsenicum I. — Asa fœtid. I. — Asclepias vinc. I. — Aurum mur. I. — Aurum et sod. mur. I. — Baryta carb. I. — Berberis I. — Calcar. carb. I. — Calcar. fluor. I. — Calcar. phosp. I. — Chelidonium I. — Dionæa I. — Drosera I. — Fluoris acid. I. — Gentiana I. — Graphites I. — Hepatica I. — Hura crepitans I. — Iodatum ferr. — Iodatum kali I. — Iodium I. — Mangan. carb. I. — Mercurius corr. I. — Mezereum I. — Mimosa pud. I. — Phosphori acid. I. — Polypodium I. — Rhus toxicod. I. — Rubia I. — Ruta I. — Sanicula I. — Silicea I. — Terebint. oleum I.

SÉRIE 21. — Groupe 5

Asclepias vincet. I. — Aloe I. — Antim. crud I. — Asa fœtida I. — Aurum mur. I. — Aurum et sod. mur. I. — Baryta carb. I. — Baryta mur. I. — Berberis I. — Calcar. carb. I. — Calcar. phosp. I. — Chelidonium I. — Dionœa I.

— Eupator. perf. — Hepatica 1. — Iodium 1. — Iodat. ferr. 1. — Mangan. carb. 1. — Mezereun 1. — Mimosa pud. 1. — Rubia 1. — Silicea 1. — Staphysagr. 1. — Terebentinæ ole. 1.

SÉRIE 21. — Groupe 6

Asclepias vinc. 2. — Aloe 1. — Antim. crud. 1. — Arenaria 1. — Asa fœtida 1. — Aurum mur. 1. — Aurum et sod. mur. 1. — Baryta mur. 1. — Calcar. phosp. 1. — Chelidon. 1. — Gentiana 1. — Graphites 1. — Lilium alb. 1. — Merc. corr. 1. — Mezereum 1. — Origan. 1. — Phosp. acid. 1. — Polypodium 1. — Rhus toxicod. 1. — Rubia 1. — Saxifraga. — Staphys. 1. — Tanacetum 1. — Térébinth. ole. 1

SÉRIE 22. — Groupe 1

Affections du système lymphatique

Viola. tricol. 3. — Alumina 1. — Anchusa off. 1. — Arnica 1. — Arsenic. 1. — Arum mac. 1. — Baryta mur. 1. — Belladona 1. — Berberis 1. — Calcar. carb. — Carbo anim. 1. — Chamomil. 1. — Cina 1. — Cœsium 1. — Conium. mac. 1. — Cuprum. carb. 1. — Cyclamen europ. 1. — Drosera 1. — Dulcam. 1. — Graphites 1. — Hepar. sulf. calc. 1. — Iodium 1. — Iodat. ferr. 1. — Iod. kali 1. — Mercur. sol. 1. — Mercurialis 1. — Mimosa pud. — Nitri acid. 1. — Nux juglans 1. — Persicaria 1. — Phosph. 1. — Pulsatilla 1. — Rhus 1. — Rubia 1. — Sassafras 1. — Sassaparilla 1. — Sepia 1. — Spongia 1. — Sulfur 1. — Tropœolum maj. 1.

SÉRIE 22. — Groupe 2

Mercurialis 3. — Arnica 1. — Arsenic. 1. — Arum mac. 1. — Baryta mur. 1. — Belladona 1. — Berberis 1.

— Calcar. carb. 1. — Chamomilla 1. — Cœsium 1. — Conium mac. 1. — Cyclamen eur. 1. — Drosera 1. — Dulcamar. 1. — Graphites 1. — Hepar. sulf. calc. 1. — Herniaria 1. — Iodium 1. — Iodat. fer. 1. — Iod. kali 1. — Mimosa pud. 1. — Nitri acid. 1. — Nux juglans 1. — Persicaria 1. — Phosph. 1. — Pulsatilla 1. — Rhus 1. — Rubia 1. — Sassaparilla 1. — Sepia 1. — Spongia 1. — Sulfur 1. — Viola tric. 1.

SÉRIE 22. — Groupe 3

Xanthium strumarium 3. — Alumina 1. — Anchusa off. 1. — Arnica 1. — Arsenic. 1. — Arum mac. 1. — Baryta mur. 1. — Berberis 1. — Bryonia 1. — Calcar. carb. 1. — Carbo anim. 1. — Chamomil. 1. — Cina 1. — Cœsium 1. — Condurango 1. — Conium mac. 1. — Cuprum carb. 1. — Cyclamen 1. — Drosera 1. — Dulcamar. 1. — Euphrasia 1. — Iodium 1. — Iodatum fer. 1. — Iod. kali 1. — Mercurius sol. 1. — Mercurialis 1. — Mimosa pud. — Nitri acid. 1. — Nux juglans 1. — Persicaria 1. — Phosphorus 1. — Pulsatilla 1. — Rhododendron 1. — Rhus 1. — Rubia 1. — Sassafras 1. — Sassaparilla 1. — Sepia 1. — Spongia 1. — Sulfur 1. — Tropœol. maj. — Zincum carb. 1.

SÉRIE 22. — Groupe 4

Nux juglans 3. — Fucus vesicul. 2. — Alumina 3. — Anchusa off. 1. — Arnica 1. — Arsenic. 1. — Aurum mac. 1. — Belladona 1. — Berberis 1. — Calcar. carb. 1. — Carbo anim. 1. — Chamomill. 1. — Cœsium 1. — Condurango 1. — Conium 1. — Cyclamen 1. - Dulcamara 1. — Hepar sulf. calc. 1. — Herniaria 1. — Iodium 1. — Iodatum ferrum 1. — Iod. kali 1. — Merc. sol. — Mercurialis 1. — Mimosa pud. 1. — Nitri acid. 1. — Persicaria 1. — Phosphorus 1. — Pulsatilla 1. — Rhus 1. — Rubia 1. — Sassafras 1. — Sassaparilla 1. — Sepia 1. — Spongia 1. — Sulfur 1. — Tropœol. m. 1. — Urtica ureus 1. — Viscum alb. 1. — Xanthium strumar. 1. — Zincum carb. 1.

SÉRIE 22. — Groupe 5

Conium 1. — Alumina 1. — Auchusa.off. 1. — Arsenic. 1. — Arum. mac. 1. — Berberis 1. — Calcar. carb. 1. — Chamomilla. 1. — Cœsium 1. — Cuprum carb. 1. — Cyclamen eur. 1. — Dulcamara 1. — Graphites 1. — Iodium 1. — Iodat. fer. 1. — Iod. kali 1. — Mercurius sol. — Mercurialis 1. — Nux juglans 1. — Phosphor. 1. — Pulsatilla 1. — Rhododendron 1. — Rhus 1. — Rubia 1. — Sassafras 1. — Sépia 1. — Spongia 1. — Viola tricol. 1. — Zincum carb. 1.

SÉRIE 22. — Groupe 6

Rhus 4. — Phytolacca 3. — Alumina 1. — Anchusa 1. — Arnica 1. — Arum mac. 1. — Belladona 1. — Berberis 1. — Calcar. carb. 1. — Carbo anim. 1. — Chamom. 1. — Cina 1. — Cœsium 1. — Condurango 1. — Conium mac. 1. — Cuprum carb. — Dulcamar. 1. — Graphites 1. — Hepar sulf. calc. 1. — Herniaria 1. — Iodium 1. — Iod. Kali 1. — Merc. sol. 1. — Mercurialis 1. — Persicaria 1. — Phosph. 1. — Pulsatil. 1. — Rubia 1. — Sassapar. 1. — Sepia 1. — Spongia 1. — Tropœolum maj. 1. — Urtica urens 1. — Viola tricol. 1. — Viscum alb. 1. — Zincum carb.

SÉRIE 26. — Groupe 1

Hémorrhagies

Ferrum mur. 6. — Hura crepitans 6. — Digitalis 5. — Arnica 3. — Millefolium 3. — Ruta 3. — Secale 3. —

Ipeca 2. — Arum mac. 1. — Borax 1. — Nux vomica 1. — Phosphorus 1.

SÉRIE 26. — Groupe 2

Urtica dioïca 6. — Sepia 6. — Hypericum perf. 5. — Mercurius sol. 5. — Berberis 4. — Borax 3. — Rhus toxic. 3. — Arsenicum 2. — Hura crep. 2. — Sabina 2. — Kalmia latifolia 1. — Nitri acid. 1.

SÉRIE 26. — Groupe 3

Urtica dioïca 6. — Arum mac. 6. — Ferrum mur. — Millefol. 5. — Ipeca 3. — Hura crep. 2. — Pulsatil. 2. — Arnica 1. — Herniaria 1. — Ruta 3. — Secale 3. — Tamarinus 3. — Arsenic. 2. — Digitalis 2. — Nux vomica 1. — Phosphorus 1.

SÉRIE 26. — Groupe 4

Digitalis 6. — Hypericum perf. 6. — Borax 5. — Rhododend. 4. — Arsenicum 3. — Solanum nig. 1.

SÉRIE 26. — Groupe 5

Urtica dioïca 6. — Digitalis 6. — Nux vomica 6. — Sabina 6. — Borax 5. — Hypericum perf. 5. — Ruta 5. — Secale 5. — Arum mac. 3. — Berberis 3. — Ferrum mur. 3. — Arnica 2. — Ipeca 2. — Nitri acid. 2. — Rhus tox. 2. — Sepia 2. — Arsenic. 1. — Hura crep. 1. — Merc. sol. 1. — Phosphor. 1.

SÉRIE 26. — Groupe 6

Urtica dioïca 6. — Granatum 6. — Hypericum perf. 6. — Borax 5. — Pulsatilla 5 — Actœa cimicifuga 4. — Thlaspi bursa pastoris 4. — Ferrum mur. 3. — Millefolium 3. — Ruta 3. — Arsenic. 2. — Arum mac. 2. — Berberis 2. — Digitalis 2. — Erica 2. — Tamarinus 2. — Arnica. — Phosporus 1. — Rhus toxicod. 1. — Verbena 1.

CLINIQUE

OBSERVATION IV

2 janvier 1902. — D... brun, 27 ans. Dents gâtées, respiration soufflante de la région claviculaire droite, gargouillement, fièvre, hémoptysie violente, a rendu une cuvette de sang.

2 janvier. — Antibac. Dil. 1000 6 glob. pr 1 paquet.

9 — Série 1 gr. T. Dil. 1000e 10 glob. pr 1 paquet. Arrêt immédiat de l'hémoptysie.

14 janvier : Antibac. Dil. 1000e 2 glob. pr 1 paquet
5 jours après :

Série 1 gr. T. Dil. 1000e 6 glob. pour 1 paquet.

5 avril : Hémoptysie assez forte, moindre cependant que précédemment.

Série 1 gr. T........ Dil. 500e 10 glob.
Série 26 gr. 2........ — 4 glob.

Pour un paquet, 3 semblables. Un paquet tous les jours entre 5 et 6 heures du soir.

29 avril : Nouvelle hémoptysie.

Série 1 g. T Dil. 500e........ 12 glob.
Série 26 g. 6 — .... 3 glob.

Pour un paquet, 3 semblables, un paquet toutes les 8 heures.

3 mai : Nouvelle hémoptysie.

Série 2 g. T. Dil. 500ᵉ........ 10 glob.

Série 26 g. 3 — .... 4 glob.

Pour un paquet 3 semblables un tous les 3 jours.

8 mai : Antibac. Dil. 1000ᵉ.......... 1 glob.

Sacc. lact...................... q. s.

Pour un paquet (1).

Série 1. g. T. Dil. 500ᵉ......... 10 glob.

Série 26 g. 4 — 2 glob.

Sacc. lact...................... q. s.

Pour un paquet, 2 semblables (2 et 3) tous les 2 jours

24 mai : Antibac. Dil. 1000ᵉ.......... 4 glob.

Sacc. lact. .... q. s.

Pour un paquet (1).

Série I g. T. Dil. 1000ᵉ....... 8 glob.

Sacc. lact.................... q. s.

Pour un paquet (2).

Tous les 7 jours.

2 juillet :

Série 12 gr. 6. Dil. 1000ᵉ.. 3 glob. (Poumons).

— 8 g. 6 — 1 glob. (Bouche et dents).

— 21 g. 6 — 2 glob.(Syst. osseux dents).

— 14 g. 6 — 1 glob. (Appareil digestif.)

Pour un paquet (1).

Antibac. Dil. 1000ᵉ............ 8 glob.

Sacc. lact. — .... q. s.

Pour un paquet (2).

Série I g T. Dil. 1000ᵉ........ 8 glob.

Sacc. lact. — .... q. s.

Pour un paquet (3).

A prendre successivement de 10 en 10 jours.

1er août 1902.

Gaïacol. Pour usage externe : 15 grammes.

Série 12 g. 3. Dil. 1000e	3 glob.	(Poumons).
— 8 g. 3. —	1 glob.	(Bouche et dents.)
— 21 g. 3 —	1 glob.	(Syst. osseux dents).
— 14 g. 3 —	1 glob.	(Appareil Digestif).
Sacc. lact.	q. s.	

Pour un paquet (1).

Antibac. Dil. 1000e.. .... 8 glob.
Sacc. lact. — .... q. s.

Pour un paquet (2).

Série I g T. Dil. 1000e........ 8 glob.
Sacc. lact..................... q. s.

Pour un paquet (3).

Le malade que je croyais perdu a repris ses occupations. L'affection redoutable dont il était atteint a été enrayée. De temps à autre je lui donne des soins; il jouit actuellement d'une bonne santé.

Observation V

Mlle C..., 19 ans, teint olivâtre, tempérament bilieux, tousse et est alitée depuis un an et demi. A eu des hémoptysies, présente aux deux sommets du souffle cavitaire, notamment au sommet droit. Sueurs la nuit, voix voilée, taches hépatiques sur le visage.

6 mars 1899 :

M. solubilis 3 gouttes, Bryon 3, China 5, Arsenic 5, Drosera 3, Calcar. phosph. 3, Chamomilla 3, Pulsatilla 3, Sepia 3, Aurum mur., 3, Phellandrium 2, Silicea 3, Antim. crud. 3, Carbo veg. 5. — Dil. 500e. Le 1/3 tous les 5 jours.

Aggravation légère.

18 mars.

Belladona, 4 gouttes, Arsenic 10, Carbo veg. 5, Bryonia 6, Rhus 2, Calcar. phosph. 3, Chamom. 6, Pulsat. 5, Silicea 10, Antim. crud. 3, Aurum mur. 2, Drosera 6, M. solub. 2, Ferrum mur. 2, Cina 2, China 2, Sepia 3, Phelland. 3, Dulcam. 2. — Dil. 1000[e]. — Le 1/4 tous les 5 jours.

Aggravation.

6 avril :

Arnica 3 globules, Bryonia 2, Aurum mur. 2, Drosera 4, Calcar. phosph. 5, Chamom. 5, Pulsatilla 2, Phelland. 4. Silicea 3, Antimon. crud. 1, Ammon. carb. 1. — Dil. 3000[e], — Pour un paquet, 3 semblables; 1 tous les 5 jours.

19 avril.

Silicea 3 gl., Sambuc. 5, Arsenic. 2, Bryon. 2, Lycopod. 2, Rhus 1, Antim. crud. 2, Lactuca 2, Phellandri. 2, Drosera 3, Aurum mur. 1, Pulsat. 2, Chamo. 2, Bellad. 2, Coca 2, Arnica 1, Carbo veg. 3. — Dil. 4000[e].

Pour un paquet, 3 semblables, 1 tous les 5 jours.

Hemoptysie légère.

1er mai.

Série 12 groupe 6. Dil. 6000[e]..... 6 globules
— 26 — 6. — ..... 1 —

Pour un paquet.

même ordonnance que le 19 avril, mais à la 5000[e] dilution. — Pour un paquet. 3 semblables. 1 tous les 3 jours.

29 mai.

1° Série 12 gr. 3. Dil. 6000[e]...... 8 globules
— 26 g. 3. — ...... 1 glob.

Pour un paquet, 2 semblables.

2° Arsenic.6, Belladon.2, Lycopod. 2, Rhus 1, Silicea 3, Bryonia 3, Phellandrium 3, Drosera 4, Ipéca 1, Pulsat. 2, Graphites 1, Coca 1, Carbo veg. 2, Antim. crud. 2, Natr. carb. 2, Arnica 1, Calc. phosph. 2. — Dil. 6000.

Pour un paquet; 2 semblables. Tous les 10 jours, alternativement un paquet n° 1, un paquet n° 2.

Sans être guérie, Mlle C... est dans un état de santé relatif excellent. Comme hygiène, je ne lui ai pas recommandé autre chose que de manger ce qui lui ferait plaisir. Se laisser guider par la loi de l'instinct, en l'unissant toutefois à l'observation, manger chaque jour ce qui est désiré par l'organisme, est encore une des lois naturelles les meilleures à suivre, le guide le plus assuré.

On remarquera les doses extrêmement affaiblies auxquelles ont été donnés ces médicaments, 1000e, 2000e, 3000e, 4000e, 5000e, 6000e dilutions centésimales. Ce ne sont pas les doses habituelles usitées en homœopathie, mais dans la phtisie au 3e degré, elles m'ont donné des résultats supérieurs à ceux des doses matérielles. De même, on remarquera que les médicaments ayant une action spécifique, et j'ajoute diathésique, sur les points excentriques, si je puis dire: bouche, nez, dents, système osseux servant de porte d'élimination aux éléments morbides rejetés de l'organisme, sont donnés dans des proportions très faibles, alors que les médicaments ayant une action spécifique sur les parties centrales — poumons, voies digestives, centres nerveux — sont, à la même dilution, employés en proportions beaucoup plus fortes.

Observation VI

M. E... m'appelle pour son enfant, 8 ans.

Celui-ci est blond; il présente des pommettes rouges, de la fièvre, 39°, du souffle aux deux sommets, surtout à gauche; respiration haletante. Je crains de la granulie aiguë. J'engage la lutte dans ce sens.

Antibac. artif............. Dil. 200e
Série 1 gr. T............... Dil. 6e.

Et les groupes de la série **12**, dil. 200e, sont successivement employés. La fièvre tombe très rapidement. Les sommets se dégagent; l'enfant guérit de façon à me faire douter de mon diagnostic.

Deux ans après, le père m'écrit qu'un bouton s'est développé sur la joue gauche de l'enfant, qu'un médecin a diagnostiqué, après examen, être de nature tuberculeuse, déclarant l'opération indispensable. Il fait l'ablation immédiate. Le diagnostic primitif était donc vrai.

L'enfant est bien aujourd'hui, mais il a besoin de surveillance et de soins.

HOMOPATHIE OU SÉROTHÉRAPIE ARTIFICIELLE

Puisque les médicaments homœopathiques produisent, à une certaine dose matérielle, une figuration, une image de la maladie, et qu'ils la guérissent à une dose plus faible, ne peut-on provoquer, en les injectant à un animal, la formation d'un sérum immunisant ?

S'il était démontré qu'on peut obtenir un sérum véritablement immunisant sans intervention ni de bacille, ni de toxine, ni d'aucun agent dangereux, ce serait, je crois, un progrès considérable accompli.

Les expériences suivantes, qui ont besoin d'être reproduites sur une plus large échelle et que nous poursuivons d'ailleurs, sont à ce point de vue un motif sérieux d'encouragement.

Lapin mâle. Poids : 2 kil. 460.

Six injections de 3 cmc. chacune du liquide minéral artificiel à la 12e dilution centésimale (quadrillionième), faites alternativement sur le bas-ventre droit et gauche, les 22, 29 mai, les 5, 12, 24, 30 juin 1902. Sacrifié le 3 juillet. Animal absolument sain.

Cobaye. — Le sérum provenant du sang de ce lapin est injecté à un cobaye mâle.

Poids : 650 grammes.

3 octobre 1902. — Injection de ce sérum, plus un grain de tuberculose trituré dans le sérum. Injection dans la partie interne de la cuisse droite.

13 décembre. — L'animal est trouvé mort le matin, il ne pèse plus que 610 grammes.

Autopsie :

Vessie : un peu d'urine normale.

Ganglions inguinaux : normaux.

Testicules : la partie inférieure tachée d'un gris sale tirant sur le noir ardoisé, partie supérieure normale.

Conduits séminifères : œdematiés.

Estomac : plein d'aliments.

Intestins : gris-noirs, cà et là plaques noires adhérentes au péritoine.

Foie : la partie convexe normale, la partie inférieure noire comme si l'organe avait séjourné dans l'encre.

Reins : partie inférieure noire comme le foie, partie supérieure normale.

Capsules surrénales : normales.

Poumons : normaux.

Cœur : légère hypérémie des oreillettes.

Le cobaye, qui a reçu six injections du liquide précédent, ne présente aucune lésion. La mort est-elle due au bacille tuberculeux ? à sa toxine ? à une cause inconnue ?

La seule conclusion à tirer, c'est que le sérum provenant d'un lapin injecté six fois avec le liquide minéral artificiel à la 12e dilution centésimale (quadrillionième) et qui n'a produit sur lui aucun effet mauvais, n'a pas, étant injecté à un cobaye en même temps qu'un grain de tuberculose, empêché la mort, quelle que soit la cause de celle-ci.

Lapin mâle. — Poids : 2 kil. 215 gr.

Six injections dans le bas-ventre avec le liquide minéral, de 3 cmc. chaque et à la 18e centésimale, les 23 et 29 mai, 5 et 12 juin.

Poids : 2 kil. 255.

On continue les injections les 24 et 30 juin. L'animal, sacrifié le 15 juillet, ne pesait plus que 2 kil. 180.

Perte de poids : 35 grammes.

A l'autopsie, il est absolument sain ; nous remarquons qu'il pèse moins que le jour de la quatrième injection, le 12 juin, où il avait gagné 40 grammes.

Cobaye mâle — Poids : 660 grammes.

Injection du sérum précédent provenant de six inoculations du liquide minéral à la 18e centésimale. 1 cm. c. de sérum trituré avec un grain de tuberculose est injecté le 3 octobre 1902 à la partie interne de la cuisse droite. Sacrifié le 25 février 1903.

Poids : 680 grammes.

Rate : noirâtre.

Foie : normal.

Vésicule biliaire : distendue par un liquide citrin.

Poumons : normaux.

Cœur : les deux oreillettes un peu noires.

Conclusion :

Le sérum d'un lapin ayant subi six injections d'un liquide artificiel à la 18e centésimale semble, injecté en même temps que la tuberculose à un cobaye, immuniser celui-ci contre le virus tuberculeux.

29 mai. — *Lapin* 291. — Poids : 2 kil. 380.

Six injections du liquide minéral artificiel à la 24e dilution centésimale (octillionième) de 3 cmc. faites alternativement sur le bas-ventre droit et gauche de l'animal, les 29 mai, 5 12, 24, 30 juin, 1er juillet 1902. — Sacrifié le 15 juillet. Poids : 2 kil. 870. A l'autopsie, animal sain, sans lésions.

30 octobre 1902. — *Cobaye.* — Poids 800 gr.

Injecté avec le sérum du lapin précédent (obtenu avec le minéral artificiel à la. 24e dil. cent. 6 injections) plus un grain de culture tuberculose; 1 cmc du sérum est injecté à la partie interne de la cuisse droite. Sacrifié le 25 février 1903. — Poids 815 gr.

Rate un peu noire.

Quelques petits points noirs à peine marqués sur le poumon.

Péricarde plein d'une sérosité claire.

Foie un peu louche, rouge jaune fauve.

Donc, la tuberculose injectée en même temps que le sérum artificiel ne paraît pas avoir évolué.

Cependant comme apparence extérieure, nous préférons le résultat dû au sérum à la 18e centésimale au sérum dû à la 24e centésimale

Lapin. — Poids 2 kil. 620.

6 injections de 3 cmc. chaque du liquide minéral artificiel à la 30e dil. cent. faites au bas-ventre, alternativement à droite et à gauche, les 23, 29 mai, 5, 12, 30 juin et 15 juillet. Sacrifié le 21 juillet; poids 2.830.

Aucune lésion.. Animal sain.

Cobaye. — Poids : 920 gr.

On injecte 1 cmc. du sérum de l'animal précédent en même temps qu'un grain de tuberculose. — Il est sacrifié environ 5 mois après.

A l'autopsie, rien; la rate est noirâtre; tout est normal.

En comparant entre eux les différents sérums provenant des injections du liquide minéral à la 18e, 24e et 30e dil., nous préférons celui produit par la 18e. cent.

Donc, jusqu'à présent il semble que l'immunisation à

titre vaccinal d'un cobaye peut être obtenue par une injection de sérum de lapin inoculé lui-même 6 fois par le liquide minéral artificiel porté à la 18e centécimale.

Les injections du minéral à la 24e et 30e centésimale, sont à peu près identiques.

Si ces résultats se confirment, nous arriverions aux conclusions suivantes, étranges et très intéressantes, à savoir :

1° Les médicaments minéraux qui détruisent le bacille tuberculeux, employés (préparations acides à minima) à l'intérieur au 4000e (chez certains sujets sensibles) déterminent sur eux des phénomènes analogues à ceux de la tuberculose; fièvre, sueurs. Les vapeurs de ce même liquide à doses fortes (acides maxima) peuvent, étant respirées, provoquer l'hémoptysie et des phénomènes analogues à ceux de la tuberculose, toux, fièvre, sueur.

2° Ces mêmes médicaments réunis à des végétaux homœopathiques semblent exercer une influence heureuse aux 200e, 500e et même 1000e, 2000e, 3000e, 4000e, 5000e, 6000e, dilutions. Ces dernières (à partir de la 1000e), réservées à la phtisie au 3e degré.

Des aggravations peuvent être obtenues à la 200e, donc la 500e est pour nous la dilution de choix dans la phtisie au 1er et 2e degré.

Ces médicaments pris à l'intérieur ont déterminé des guérisons remarquables dont nous rapporterons quelques cas. Et d'une autre part, l'expérience que nous avons faite sur nous-mêmes du sérum obtenu par ces mêmes médicaments injectés à des lapins à des doses plus matérielles, 30e centésimale, ce sérum semble avoir une action immunisante, surtout celui de la 18e cent. Mais il nous a semblé qu'il était dangereux d'en répéter l'emploi alors qu'il est inoffensif et utile de répéter l'emploi des médicaments homœopathiques directs.

Ainsi, pour être plus clair, le minéral complexe dont la composition à dose forte détruit le bacille tuberculeux, préparé avec acides à minima est inoffensif et employé utilement à doses très atténuées, 500e dil. A doses plus matérielles, ce même minéral peut provoquer des aggravations qu'il faut éviter et le sérum de lapin ayant subi 6 injections de ce même minéral, ce sérum que l'on pourrait croire à priori plus faible que le minéral lui-même, paraît déterminer une aggravation plus forte que celle obtenue par l'administration directe du minéral injecté au lapin. En sorte que l'injection de ce sérum ne doit pas être répétée trop souvent et qu'il faut mettre un intervalle d'un mois entre une injection et l'autre.

CONCLUSIONS

Comme conclusion actuelle, nous dirons :

1° Le liquide minéral artificiel avec acides à minima, modification comme proportion d'acides du liquide minéral destructeur du bacille, devient contre la tuberculose un agent d'une efficacité remarquable aux 200e et 500e dil. cent. (phtisie 1er et 2e degré). On peut, on doit le répéter autant de fois que l'intérêt du malade l'exige. Mais dans la phtisie au 3e degré il ne doit être employé qu'aux 1000e, 2000e, 3000e, 4000e, 5000e, 6000e dil.... Il importe également de prescrire les autres médicaments homœopathiques sériaires indiqués.

2° Ce même liquide minéral, ne contenant aucune trace de tuberculose et partant inoffensif, injecté aux mêmes dilutions à un lapin (et sans doute à un autre animal, chien, etc.), donnera naissance à un sérum qui devra être employé à l'intérieur ou à l'extérieur, à titre préventif, vaccinal et plus rarement que le précédent.

Ces conclusions, toutefois, ne sont pas encore absolues. Elles sont basées en partie sur des expériences faites sur nous-mêmes dont l'une d'elles entre autres, nous avait fortement éprouvé. Plus tard, nous nous sommes aperçus que les symptômes observés après l'absorption du sérum, pouvaient être attribués à un commencement de fermentation du liquide. Donc, à ce point de vue spécial, nous ne concluons pas complètement encore.

Avant de terminer cette étude, je ferai, en ce qui concerne la tuberculose, ma profession de foi toute entière. Je suis intimement persuadé qu'il y a, en cette matière, deux facteurs à considérer : le terrain et le bacille. La tuberculose est sans doute une affection contagieuse mais il faut que le terrain aille, pour ainsi dire, au devant de la contagion. Or, ce terrain est celui des dégénérés, du lymphatisme, de l'ancienne scrofule et pour nous de l'hérédité syphilitique ou de la parasyphilis. On a invoqué d'autres causes, l'alcoolisme en particulier. Je ne nie pas l'influence fâcheuse de l'alcool, mais je la crois infiniment moins grave, moins désastreuse que celle de l'hérédité syphilitique.

Un dégénéré est un candidat à la tuberculose et le bacille s'implante et vit sur lui quand son organisme devient pour celui-ci un milieu de culture. La conséquence thérapeutique est celle-ci :

1° Que l'on peut prévenir la tuberculose en donnant un traitement préventif, parasyphilitique ou antilymphatique de nature homœopathique. Parmi les agents les plus désignés, j'indique la silice, l'hepar sulf. calc., la pulsatille, l'iode, l'iodure de fer, le mercure, le phosphate de chaux (1), l'arsenic, la créosote, ce dernier médicament qui est en homœopathie un agent curateur de la syphilis.

On peut, on doit même, à un moment donné, intercaler dans le traitement anti-tuberculeux, la médication syphilitique ou parasyphilitique. C'est ainsi que dans l'observation citée en tête de ce mémoire, vous voyez le mercure terminer la guérison et montrer ainsi que, là comme toujours, le principe syphilitique était en jeu ; mais par traitement antisyphilitique, je n'entends pas le traitement classique avec le mercure et l'iodure à doses matérielles, dont l'action altérante serait souvent à redouter mais ces derniers médicaments à doses homœopathiques et donnés concurremment de temps à autre avec l'antibacillaire et les autres agents de la phtisie.

(1) Dans la phtisie au 3e degré, le phosphate de chaux à doses matérielles nous a donné des aggravations alors que le phosphate de chaux homœopathique à doses très atténuées semblait mieux réussir.

J'indiquerai cette année même, je l'espère, les bases du traitement antisyphilitique.

NOTES SUPPLÉMENTAIRES

Nous avons vu plus haut page 17 qu'il y avait, en faisant ces expériences, danger réel à absorber les vapeurs d'un liquide tuberculeux au contact des agents destructeurs. Il ne faut pas oublier pour le comprendre que ceux-ci sont en même temps que destructeurs du bacille, des agents culturaux. Pour obvier à ce danger nous avons d'abord employé le masque en gutta-percha emboîtant le nez et la bouche et présentant deux ouvertures aboutissant à deux tuyaux en caoutchouc faisant communiquer l'air extérieur avec la petite cavité du masque. Mais l'effort d'aspiration, le tirage auquel on était soumis nous le fit abandonner, nous nous contentâmes alors d'une simple éponge, creusée, évidée pour recevoir le nez et la bouche et maintenue en arrière par des cordons. Mais ce masque avait le double inconvénient de gêner la vue au microscope par la saillie de l'éponge et de n'être qu'un préservateur très insuffisant. C'est en effet en m'en servant que je me suis contaminé, aussi, mon collaborateur M. Lamalle et moi, avons nous fait construire une boîte à deux étages présentant la forme suivante :

La boîte encastrée dans une baie présente :

une hauteur totale de	0,70 c.
Largeur............	0,70 c.
Profondeur.........	0,50 c.

Sa face antérieure vitrée est formée d'un cadre mobile présentant en bas une charnière qui permet l'ouverture du cadre et la mise en liberté des gaz produits dans la boîte.

Elle se compose :

1° D'une partie supérieure, haute de 0,40 c.

2° D'une partie moyenne formant un plan légèrement incliné et présentant une surface vitrée percée d'un trou pour le passage du tube du microscope.

3° D'une partie inférieure haute de 0m25c offrant deux ouvertures de 0,10c de diamètre permettant à l'opérateur d'introduire les mains dans la boîte. Les deux ouvertures sont fermées par deux opercules.

Le dessus et les côtés de la boîte sont pleins.

Quant au microscope, ce n'est pas le tube, lequel est immobile qui se rapproche de l'objet mais bien la platine qui, portant le verre de montre et son contenu tuberculeux ou autre, monte et descend à volonté, se rapprochant ou s'éloignant de l'objectif. Ce dernier est aussi encastré dans un tube de cuivre que ferme en bas un verre qui permet la vision tout en protégeant la lentille de l'objectif et celui-ci contre les vapeurs acides qui les attaqueraient.

Enfin, comme nous avons constaté que des gaz se faisaient jour entre le tube et l'ouverture du verre qui lui donnait passage à l'étage moyen car il fallait laisser un certain jeu pour l'introduction et le glissement du tube, nous avons complètement immobilisé celui-ci et fermé l'ouverture soit par de l'étoupe, soit par du mastic.

L'intérieur de la boîte contient les acides et autres flacons dont l'opérateur peut avoir besoin.

Ce mécanisme perfectible sans doute est infiniment plus pratique que tous les masques et les procédés antérieurement employés par nous.

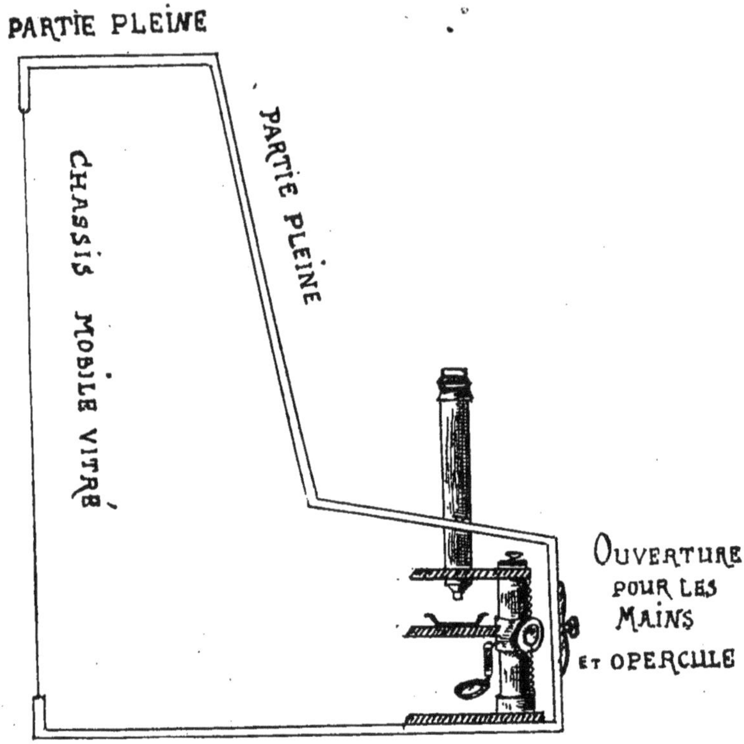
PARTIE PLEINE
PARTIE PLEINE
CHASSIS MOBILE VITRÉ
OUVERTURE POUR LES MAINS ET OPERCULE

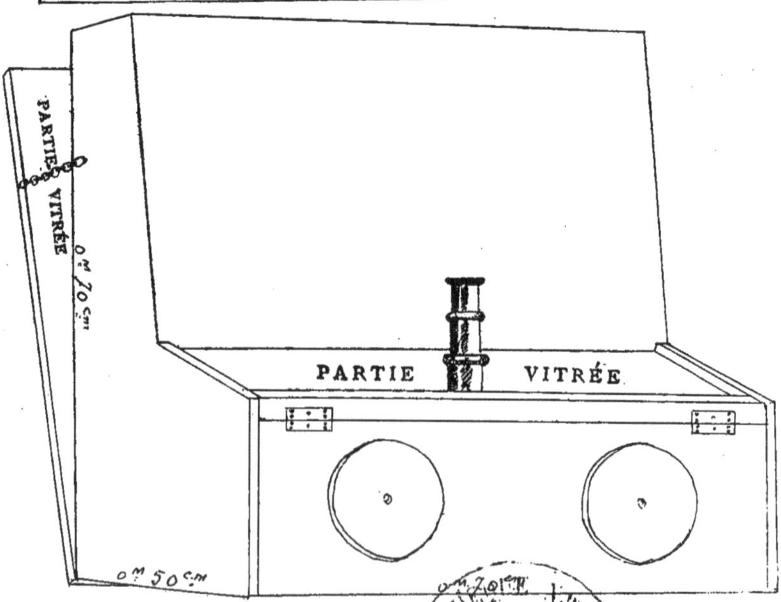
PARTIE VITRÉE
0m 70cm
PARTIE VITRÉE
0m 50cm

TABLE DES MATIÈRES

	Pages
Ammoniaque	14
Antibacillaire artificiel	19, 24, 33
Antilymphatique (série)	31
Arnica	19, 33
Arsenic	31
Arum macul	33
Bacille tuberc. (Culture à froid)	14
Belladone	33
Bi-acide	11, 14
Bi-carbonate de soude	11
Bi-carbonate de potasse	11
Boite préservatrice	65
Bouche (Maladies, séries)	60, 61
Bryonia	8, 9
Brunner	3
Carbonate de chaux	13
Calcarea fluorica	11
Calendula	33
Clinique	24, 34, 51
Créosote	19, 33
Chromique acide	11, 12, 14, 33
Dilutions	22
Dorvault	46
Drosera	19
Expérimentation personnelle	24
Expériences	27

Pages

Fer.. 6, 7, 31, 33
Fièvre (Séries contre la)........................ 34
Fluorure de calcium........................ 10

Hahnemann........................ 20
Hémorrhagies (Séries)........................ 49
Hepar sulf. c........................ 64
Homœopathie........................ 1, 16
Homopathie........................ 1, 16
— artificielle........................ 57
Hydrofluosilicate kali........................ 12

Iode........................ 64
— ferri........................ 64
Inula helenium........................ 33

Kali bi-carbonat........................ 11, 12, 14

Larynx (Maladies. Séries)........................ 38
Lobelia........................ 33

Merc. solubilis........................ 9

Nez (Maladies. Série)........................ 35
Nitri acidum........................ 12
Notes supplémentaires........................ 65

Observation I........................ 6
— II........................ 16, 17
— III........................ 24
— IV........................ 51
— V........................ 53
— VI........................ 56
Ocymum basilica........................ 33
Osseux (Maladies. Série)........................ 45

Parasyphilis........................ 64
Phellandrium........................ 33
Phosphate de chaux........................ 14, 30, 31, 33
Phtisie artificielle........................ 17
Poumons (Maladies. Série)........................ 39
Pulsatilla........................ 33

Pages

Rhus.......... 9, 33

Sambucus.......... 33
Secale.......... 33
Serothérapie artificielle.......... 56, 57
Silicea.......... 9
Similia Similibus.......... 21
Sulfuris acid.......... 12
Syphilis (Maladies Série).......... 42

Triturations.......... 23
Tropœol. majus.......... 33

Uroscopie.......... 2

www.ingramcontent.com/pod-product-compliance
Ingram Content Group UK Ltd.
Pitfield, Milton Keynes, MK11 3LW, UK
UKHW031942260826
14628UKWH00004B/1801

9 782019 667542